MIX
Papier aus verantwortungsvollen Quellen
Paper from responsible sources
FSC® C105338

Barbara Kröning

Fußpflege von Patienten mit Diabetes mellitus Typ 2 und dem diabetischen Fußsyndrom

Eine Querschnittstudie zur Wissens-Verhaltens-Lücke und zur Rolle von Barrieren

disserta Verlag

Kröning, Barbara: Fußpflege von Patienten mit Diabetes mellitus Typ 2 und dem diabetischen Fußsyndrom: Eine Querschnittstudie zur Wissens-Verhaltens-Lücke und zur Rolle von Barrieren, Hamburg, disserta Verlag, 2018

Buch-ISBN: 978-3-95935-444-8
PDF-eBook-ISBN: 978-3-95935-445-5
Druck/Herstellung: disserta Verlag, Hamburg, 2018

Forschungs- und Lehreinheit Medizinische Psychologie,
Zentrum Öffentliche Gesundheitspflege, Medizinische Hochschule Hannover

Bibliografische Information der Deutschen Nationalbibliothek:
Die Deutsche Nationalbibliothek verzeichnet diese Publikation in der Deutschen Nationalbibliografie; detaillierte bibliografische Daten sind im Internet über http://dnb.d-nb.de abrufbar.

Das Werk einschließlich aller seiner Teile ist urheberrechtlich geschützt. Jede Verwertung außerhalb der Grenzen des Urheberrechtsgesetzes ist ohne Zustimmung des Verlages unzulässig und strafbar. Dies gilt insbesondere für Vervielfältigungen, Übersetzungen, Mikroverfilmungen und die Einspeicherung und Bearbeitung in elektronischen Systemen.

Die Wiedergabe von Gebrauchsnamen, Handelsnamen, Warenbezeichnungen usw. in diesem Werk berechtigt auch ohne besondere Kennzeichnung nicht zu der Annahme, dass solche Namen im Sinne der Warenzeichen- und Markenschutz-Gesetzgebung als frei zu betrachten wären und daher von jedermann benutzt werden dürften.

Die Informationen in diesem Werk wurden mit Sorgfalt erarbeitet. Dennoch können Fehler nicht vollständig ausgeschlossen werden und die Diplomica Verlag GmbH, die Autoren oder Übersetzer übernehmen keine juristische Verantwortung oder irgendeine Haftung für evtl. verbliebene fehlerhafte Angaben und deren Folgen.

Alle Rechte vorbehalten

© disserta Verlag, Imprint der Diplomica Verlag GmbH
Hermannstal 119k, 22119 Hamburg
http://www.disserta-verlag.de, Hamburg 2018
Printed in Germany

Inhaltsverzeichnis

1. Einleitung 9

    1.1 Epidemiologie des Diabetes mellitus 9

    1.2 Ökonomie des Diabetes mellitus... 10

    1.3 Das diabetische Fußsyndrom 12

        1.3.1 Behandlung des diabetischen Fußsyndroms... 14

        1.3.2 Folgen der Fußulzera für die Lebensqualität der Betroffenen..................... 14

        1.3.3 Prävention des diabetischen Fußsyndroms 15

    1.4 Eigener Forschungsansatz und eigene Forschungsfragen....................................... 19

2. Material und Methoden 21

    2.1 Studiendesign 21

    2.2 Setting... 21

    2.3 Vorgehen 22

    2.4 Ein- und Ausschlusskriterien 24

    2.5 Stichproben-Response.. 24

    2.6 Fragebogen und Erhebungsinstrumente... 26

        2.6.1 Teilabschnitt „Fußpflegewissen".. 26

        2.6.2 Teilabschnitt „Barrieren hinsichtlich der Fußpflege" 28

        2.6.3 Teilabschnitt „Fußpflegeverhalten" 29

        2.6.4 Teilabschnitt „Soziodemografie und diabetesspezifische Angaben"........... 31

    2.7 Statistische Analysen.. 32

3. Ergebnisse 34

    3.1 Stichprobenbeschreibung 34

    3.2 Wissen, Barrieren und Verhalten in Abhängigkeit von soziodemografischen und diabetesbezogenen Angaben 36

    3.3 Wissen, Barrieren und Verhalten in Abhängigkeit vom DFS-Status........................ 38

        3.3.1 Ausmaß des und Defizite im Fußpflegewissen nach DFS-Status.................. 38

        3.3.2 Quantität und Art der wahrgenommenen Barrieren nach DFS-Status 40

        3.3.3 Fußpflegeverhalten der Patienten nach DFS-Status 42

- 3.4 Zusammenhänge des Wissens und der wahrgenommenen Barrieren mit dem Fußpflegeverhalten 46
  - 3.4.1 Korrelationen zwischen Wissen, Barrieren und Verhalten 46
  - 3.4.2 Unterschiede im Verhalten nach Wissen und Barrieren 47
  - 3.4.3 Unterschiede im Verhalten nach Wissen in Abhängigkeit von diabetesbezogenen und soziodemografischen Variablen 48
  - 3.4.4 Die Zusammenhänge zwischen Wissen, Barrieren und Verhalten nach DFS-Status 53
- 3.5 Informationsbedürfnis im Zusammenhang mit Wissen, Verhalten und Barrieren 56

4. Diskussion 61
- 4.1 Zusammenfassung der Ergebnisse 61
- 4.2 Limitationen und Stärken der Studie 62
- 4.3 Interpretation und Einordnung in die Literatur 65

5. Schlussfolgerungen und Fazit 75

Tabellenverzeichnis 77
Abbildungsverzeichnis 78
Zusammenfassung 79
Abstract 81
Literaturverzeichnis 83
I. Anhang 94
  - I.I Erhebungsinstrument Fragebogen zur Fußstudie 94
  - I.II Protokoll zur Erfassung der (Nicht-)Teilnahme 105

Anmerkung: Zur besseren Lesbarkeit wurde innerhalb der folgenden Studie jeweils die männliche Form gewählt, dies gilt für alle angesprochenen Personen entsprechend. Es sind aber, wenn nicht explizit beschrieben, jeweils beide Geschlechter gemeint.

1. Einleitung

Diabetes mellitus ist eine Stoffwechselerkrankung, die durch eine erhöhte Blutzuckerkonzentration gekennzeichnet ist. Die Bezeichnung „Diabetes mellitus" kommt aus dem Griechischen und bedeutet so viel wie „honigsüßer Durchfluss", was auf die vermehrte Urinproduktion und den erhöhten Zuckergehalt des Urins bei einem unbehandelten Diabetes hindeutet. Unter einem „Diabetes mellitus" werden unterschiedliche Formen der allgemein als „Zuckerkrankheit" bezeichneten chronischen Stoffwechselerkrankung zusammengefasst. Der Typ-1-Diabetes ist charakterisiert durch einen meist im Kindes- oder Jugendalter auftretenden Insulinmangel, ausgelöst durch eine autoimmune Zerstörung der insulinbildenden Zellen (4). Der Typ-2-Diabetes dagegen beruht auf einer Wechselwirkung zwischen genetischer Veranlagung und verhaltensbedingter Faktoren wie Übergewicht, Bewegungsmangel und Rauchen (5) und äußert sich durch eine Insulinresistenz, möglicherweise verbunden mit einem relativen Insulinmangel (4,6). Eine Insulinresistenz bedeutet, dass die Rezeptoren nicht mehr in ausreichender Form auf das Hormon Insulin ansprechen, welches dazu benötigt wird, Glukose aus dem Blut in die Zellen zu schleusen (7). Es existieren neben diesen noch weitere Diabetestypen wie der Gestationsdiabetes und andere spezifische Formen wie der MODY-Diabetes (8), die aber aufgrund ihrer geringeren Prävalenzen im Folgenden nicht berücksichtigt werden (9).

1.1 Epidemiologie des Diabetes mellitus

In Deutschland haben etwa 80-95% der Erwachsenen (also 18-Jährige und ältere Personen), die an Diabetes erkrankt sind, einen Typ-2-Diabetes (5,6). Weltweit zeichnet sich ein ähnliches Bild ab, wobei mehrere Studien davon ausgehen, dass mehr als 50% der an Diabetes erkrankten Personen ihre Erkrankung unbekannt ist (10). Das Robert-Koch-Institut berichtet in seiner Gesundheitsbericht-erstattung, dass Schätzungen der Kooperativen Gesundheitsforschung in der Region Augsburg (KORA) zu Folge eine Person mit unbekanntem Diabetes auf eine Person mit diagnostiziertem Diabetes kommt (11).

Verschiedene Studien nennen ähnliche Prävalenzen des Diabetes in Deutschland. Die Studie zur Gesundheit Erwachsener in Deutschland (DEGS1) des Robert Koch-Instituts berechnet die Lebens-zeitprävalenz eines bekannten Diabetes mellitus mit 7,2% aus der Lebenszeitprävalenz der Frauen (7,4%) und Männer (7,0%) (9). Im Befragungssurvey „Gesundheit in Deutschland aktuell" (GEDA) liegt die Prävalenz des Diabetes mit 8% etwas über dem Ergebnis der DEGS1-Studie, dies kann laut der Darstellung im Gesundheitsbericht des Robert-Koch-Institutes aus dem Jahre 2015 allerdings in den unterschiedlichen oberen Altersgrenzen begründet sein: GEDA 2012 schloss Personen im Alter von 18 bis 80 Jahren ein, die DEGS1-Studie Personen im Alter von 18 bis 79 Jahren (11). Die Deutsche Diabetes Gesellschaft (DDG) spricht von 6 Millionen Menschen deutschlandweit, die an einem Typ-2-Diabetes erkrankt sind, was ca. 7% der deutschen Bevölkerung entspricht (12).

Die hohe Prävalenz des Typ-2-Diabetes in Deutschland ist u. a. auch auf eine Alterung der Gesellschaft zurückzuführen. Bis zum Alter von 49 Jahren beträgt die Prävalenz bei beiden Geschlechtern unter 5% (6). Bei den zwischen 50- und 59-Jährigen ist schon jede 11. Person an Diabetes erkrankt, und bei den über 70-Jährigen jeder Fünfte (6). Die Geschlechterverteilung ist in etwa ausgeglichen: in der GEDA-

Studie von 2012 gaben 7,5% der weiblichen und 7,9% der männlichen Erwachsenen an, an einem Diabetes mellitus zu leiden (11). In der DEGS1-Studie zeigt sich sowohl ein Ost-West-Gefälle als auch ein Nord-Süd-Gefälle. In den neuen Bundesländern sind 8,7% der Frauen und 7,5% der Männer, in den alten Bundesländern 7,1% der Frauen und 6,9% der Männer an Diabetes erkrankt (13). Im Norden sind mit 6,7% mehr Menschen an Diabetes erkrankt als im südlichen Teil Deutschlands mit 6,3% (13). Mögliche Ursachen können in Unterschieden der sozialen Lage und der regionalen Lebensbedingungen begründet sein (11), da in der DEGS1-Studie auch der Sozialstatus mit der Lebenszeitprävalenz des Diabetes verknüpft ist: je höher der Sozialstatus ist, desto geringer ist die Lebenszeitprävalenz (niedriger Sozialstatus: 10,9%, mittlerer Sozialstatus: 6,8%, hoher Sozialstatus: 4,8%) (13). Frauen profitieren dabei am meisten von einem hohen Sozialstatus und weisen eine Lebenszeitprävalenz von nur 3% im Vergleich zu den Männern ihres Status mit 6,2% auf (13).

Während das Manifestationsalter für einen Typ-2-Diabetes stetig fällt, nimmt die Anzahl der Neuerkrankungen mit steigendem Alter zu (der Anteil Diabeteskranker liegt in der Altersgruppe der über 60-Jährigen bei 18-28% (12)). Krankenkassenübergreifende Daten, die durch das Deutsche Institut für Dokumentation und Information ausgewertet wurden, schätzen die höchste Inzidenz des Typ-2-Diabetes in Deutschland bei Personen im Alter zwischen 80 und 89 Jahren auf 29 pro 1000 Personenjahre bei Männern und 24 pro 1000 Personenjahre bei Frauen (14). Des Weiteren ist der Typ-2-Diabetes die vierthäufigste Diagnose der hausärztlich tätigen Internisten mit 11% sowie die fünfthäufigste Diagnose aller Allgemeinmediziner mit 8% (12).

Nach Schätzungen der International Diabetes Federation (IDF) wird die Zahl der an Diabetes Erkrankten in Deutschland von aktuell ca. 6 Millionen auf 8 Millionen Menschen im Jahr 2030 ansteigen, was einer Prävalenz von 10% entspräche (15). Europa bleibt im Jahr 2030, genau wie 2010, mit 55 Millionen Menschen mit Diabetes in 2010 und geschätzten 66,5 Millionen Menschen in 2030 an dritter Stelle der von der IDF betrachteten Regionen der Welt, nach der Westpazifik-Region und Südostasien (15).

Weltweit sind derzeit rund 6,6% der Menschen im Alter von 20 bis 79 Jahren (also 285 Millionen Menschen) an Diabetes erkrankt - eine Zahl, die laut Prognose der IDF auf 438 Millionen Menschen (7,8%) im Jahr 2030 (15) steigen wird. In Deutschland rechnet man aufgrund von Daten des DIAB-CORE Verbundes, der KORA-Surveys S4 und F4 sowie des Statistischen Bundesamtes mit einem Zuwachs in der Altersgruppe der 55- bis 74-Jährigen um 1,5 Millionen, also um 64% (13). Männer seien von dieser Entwicklung mit einem Zuwachs von 79% (entspricht 1 Million Männer) häufiger betroffen als Frauen mit 47% (entspricht einer halben Million Frauen) (13).

1.2 Ökonomie des Diabetes mellitus[1]

Die Versorgung an Diabetes Erkrankter ist kostspielig (9) und aufgrund der angenommenen Entwicklung eine wahrscheinlich zunehmende Herausforderung für die Gesundheitssysteme weltweit. Das Statistische Bundesamt hat ermittelt, dass 2,5% der Gesundheitsausgaben aller Krankheiten auf die Diabetesbehandlung entfallen (6). Dies entspricht direkten Kosten von 6,34 Milliarden Euro im Jahr 2008 (6). Die Kosten steigen auch weiterhin stärker als die Kosten aller Krankheiten insgesamt (28%

---

[1] In manchen der nachfolgend zitierten Quellen wurde nicht zwischen Typ-1- und Typ-2-Diabetes unterschieden; da jedoch bis zu 95% an einen Typ-2-Diabetes erkrankt sind, wird auch hier von einer Unterscheidung abgesehen.

für Diabetes im Vergleich zu 16% für alle Krankheiten insgesamt) (6). Nicht in diesen Schätzungen enthalten sind die Begleit- und Folgeerkrankungen, deren Berücksichtigung zu dreifach höheren direkten Kosten führen würden (6). Die Behandlung diabetischer Folgeerkrankungen machten rund zwei Drittel der Behandlungskosten des Diabetes im Jahr 2000 aus (16).

Die KoDiM-Studie untersuchte Sekundärdaten einer Versichertenpopulation der AOK Hessen und KV Hessen in einem Zeitraum von zehn Jahren (2000 bis 2009) (17). Demnach war im Jahr 2009 von direkten Diabetes-Exzesskosten auszugehen, die alters-, geschlechts- und inflationsbereinigt bei 21 Milliarden und damit im Vergleich zum Jahr 2000 (17 Milliarden) um vier Milliarden höher lagen; dies entspricht einem Anstieg um 23,5% (17). Mit Diabetes-Exzesskosten sind dabei Kosten gemeint, die zusätzlich aufgrund des Diabetes auftreten (17). Von den Exzesskosten nach Behandlungsanlass bei Menschen mit Diabetes entfallen 20% auf Fußkomplikationen (16). Zu den höchsten Zusatzkosten für die Behandlung des Diabetes zählen die Kosten für Amputationen mit 16.585€ und für die Ulkusbehandlung mit 8.169€ (16). Die Diabetes-Exzesskosten steigen mit einen Alter ab 40 Jahren – nach einem Höchststand in der Altersgruppe unter 40 Jahren – kontinuierlich an: Je älter ein Mensch mit Typ-2-Diabetes ist, desto höher sind seine Diabetes-Exzesskosten. Sie betragen in einem Alter von 40 bis 59 Jahren 2.419€, in einem Alter von 60 bis 79 Jahren 2511 € und in einem Alter ab 80 Jahren 2.917€ (16). In der Fortschreibung der KoDiM-Studie für das Jahr 2010 werden die Diabetes-Exzesskosten pro Patienten mit 633€ für die Diabetesbehandlung und 1758€ für die Begleiterkrankungen und Komplikationen angegeben, während die Exzesskosten für einen Diabetespatienten mit Komplikationen in der Krankenversorgung ohne eine Hyperglykämiebehandlung 2795€ betragen (18). Bei einer in dieser Studie geschätzten Prävalenz von 10% würden die geschätzten Krankheitskosten in Deutschland bei der Krankenversorgung, also der Diabeteshandlung und der Behandlung von Begleiterkrankungen und Komplikationen, 19,6 Milliarden Euro betragen (18).

In der St. Vincent-Deklaration von 1989 wurde der Umgang mit dem Diabetes und speziell mit dessen Folgeerkrankungen nach einer Initiative der Weltgesundheitsorganisation und der Internationalen Diabetes Föderation festgelegt. In der Deklaration wurde die Reduzierung schwerwiegender Komplikationen wie die Verminderung der Erblindungen aufgrund von Diabetes um ein Drittel, der Reduzierung der Häufigkeit diabetesbedingter terminaler Nierenversagen um mindestens ein Drittel, der Senkung der Anzahl der Amputationen aufgrund diabetesbedingter Gangräne um mindestens die Hälfte, und vieles mehr gefordert (11,19). Eine Reduzierung der Komplikationen hat zwar stattgefunden, die Ziele wurden nur teilweise und nicht in dem geforderten Umfang erreicht (6). Dabei schätzt die WHO, dass die sozioökonomischen Konsequenzen des Diabetes und seiner Komplikationen sich negativ sowohl auf die Ökonomie von Entwicklungsländern wie auch Industriestaaten auswirken könnte (20).

Zu den häufigsten Komplikationen bei erwachsenen Diabetikern gehören in absteigender Reihenfolge schwere Unterzuckerungen (Hypoglykämien), Herzkomplikationen, diabetische Augenerkrankungen, diabetische Nervenleiden (Neuropathien) sowie der diabetische Fuß, gefolgt von diabetischen Nierenerkrankungen und Amputationen (6). In der GEDA-Studie 2009 wurde ermittelt, dass lediglich 10,2% der Menschen mit Diabetes und einem Alter über 50 Jahren keine mit dem Diabetes einhergehenden Begleit- und Folgeerkrankungen haben (11). Daraus resultiert, dass die wesentlichen Präventions- und Versorgungsmaßnahmen auch die Vermeidung des Auftretens diabetesbedingter Komplikationen und Folgeerkrankungen betreffen (9). Als ein Behandlungsziel gibt die DDG hierbei die Vermeidung und Behandlung des diabetischen Fußsyndroms an (21), das als „klassische Komplikation" des Diabetes gilt, die am häufigsten zu Einweisungen in Krankenhäuser führt.

1.3 Das diabetische Fußsyndrom

Unter dem Begriff des „diabetischen Fußes" beziehungsweise „diabetischen Fußsyndroms" (DFS) werden die Komplikationen bei Menschen mit Diabetes zusammengefasst, welche meist durch eine Neuropathie der unteren Extremitäten oder durch eine periphere arterielle Verschlusskrankheit (pAVK) verursacht werden (22). Die Neuropathie bezeichnet dabei eine Schädigung der Nerven, die pAVK eine Schädigung der arteriellen Gefäße (22). Diese Schädigung wird meistens durch die erhöhten Blutzuckerwerte verursacht, die auf Dauer eine Schädigung der Nerven und/oder Blutgefäße zur Folge hat (23). In vielen Fällen liegen bei den Patienten mit einem DFS sowohl eine Neuropathie wie auch eine pAVK vor (24). Ebenso kann eine pAVK auch ein Risikofaktor für das Auftreten einer Neuropathie sein (25).

Beim neuropathischen Fuß führt unter anderem eine dauerhaft schlechte Blutzuckereinstellung zu einer Schädigung der Nerven (25). Diese Schädigung ist in drei Bereichen zu finden. Im motorischen Bereich schwächt sie unter anderem den Spannungszustand der Fußmuskulatur, was zu einem Einfallen des Fußgewölbes und Fehlbelastungen, vermehrter Hornhautbildung und Druckstellen führt (26). Im sensorischen Bereich sind eine herabgesetzte Schmerzempfindung und Taubheit aufgrund der Nervenschädigung zu finden (26,27). Diese führen dazu, dass Druckstellen und kleine Verletzungen erst spät entdeckt werden (27). Im autonomen Bereich kann eine weitere Auswirkung der Nervenschädigung die verminderte Schweißproduktion des Fußes sein (25). Die Haut wird trocken und rissig und bietet so Eintrittspforten für Schmutz und Erreger (26). Schädigungen in allen drei Bereichen können zu einem Fußgeschwür führen, also einem sogenannten Fußulkus (12).

Eine Ischämie bezeichnet die pathologisch verminderte oder aufgehobene Durchblutung eines Gewebes infolge mangelnder arterieller Blutzufuhr, beispielsweise einer pAVK (22). Beim ischämischen Fuß ist die Blutzufuhr aufgrund einer Schädigung der Blutgefäße durch eine in vielen Fällen schlechte Blutzuckereinstellung gestört (26). Ungenügend mit Blut versorgte Fußregionen können ein Ulkus ausbilden, da zum Beispiel entstandene Traumata nicht ausreichend mit Blut versorgt werden und somit nicht heilen können (28). In manchen Fällen kann sich auch eine Gangrän ausbilden (22,29). Sie kann nach länger bestehender Minderdurchblutung entstehen und ist durch Nekrosen (abgestorbene Zellen), Gewebeschrumpfungen und schwärzlichen Verfärbungen gekennzeichnet (30). Eine Gangrän führt in den meisten Fällen zu einer Amputation, jedoch können auch Fußulzera durch Infektionen sowie falsche oder ungenügende Behandlung zu einer Amputation der betroffenen Zehen oder Füße führen (12).

Zu den Risikofaktoren für Ulzerationen und Amputationen existieren unterschiedliche Einteilungen. Die Hauptrisikofaktoren sind laut der Nationalen Versorgungsleitlinie zu Präventions- und Behandlungsstrategien für Fußkomplikationen die Dauer und der Verlauf des Diabetes, eine schlechte Stoffwechseleinstellung, eine Neuropathie, eine pAVK und deren Folgeerkrankungen sowie das Alter des Patienten (12). Eine Aufteilung in Risikofaktoren erster und zweiter Ordnung existiert bei Mehnert (31). Dabei zählen einige der zuvor genannten Punkte, namentlich die Diabetesdauer und das Vorliegen weiterer Komplikationen neben dem männlichen Geschlecht zu den Risikofaktoren zweiter Ordnung. Risikofaktoren erster Ordnung sind das Patientenalter, das Vorliegen einer Neuropathie und ein vorheriger Ulkus sowie eine pAVK und Strukturdeformitäten (31). In der Aufteilung von Lobmann werden die Risikofaktoren in drei Grade eingeteilt. Risikofaktoren ersten Grades bezeichnen wie in der vorangegangenen Aufteilung das Alter der Patienten, eine Neuropathie und ein vorheriger Ulkus (27).

Der zweite Grad beinhaltet die pAVK und Strukturdeformitäten. Der dritte Grad ist identisch mit Mehnerts Risikofaktoren zweiter Ordnung (27). Lázaro-Martinez et al. sind der Ansicht, dass ebenfalls Menschen mit Diabetes und Fußdeformationen unabhängig vom Vorliegen einer Neuropathie unter einem hohen Risiko stehen, Fußulzerationen zu erleiden (32).

Trotz der Unterschiedlichkeit dieser Einteilungen der Risikofaktoren sind ihre Inhalte zum großen Teil redundant. Insgesamt werden Fußläsionen bei Menschen mit Diabetes zu zwei Dritteln als neuropathisch und zu einem Drittel als neuro-ischämisch eingestuft (22). Struller et al. beziffern 50% der DFS als neuropathisch, 35% als neuro-ischämisch und 15% als rein ischämisch bedingt (33). In der Gruppe der Menschen mit Diabetes liegt die Prävalenz des diabetischen Fußulkus je nach Studie und Land bei zwei bis zehn Prozent (12), wobei auch Prävalenzen von 5 bis 15% angegeben werden (31). Die Inzidenz wird mit zwei bis sechs Prozent beziffert (12). Lawall berichtet, dass insgesamt sogar jeder vierte Patient mit Diabetes im Laufe seines Lebens an einem DFS erkrankt (34). Die Kassenärztliche Vereinigung Nordrhein berichtet in ihrem Qualitätsbericht des Disease-Management-Programms Diabetes mellitus Typ 2 im Jahr 2009 bei 3,4% der 424.000 eingeschlossenen Patienten über ein diabetisches Fußsyndrom, und bei 0,8% der Patienten von einer stattgefundenen Amputation (35). Der wichtigste Grund für eine Krankenhauseinweisung ist bei Menschen mit Diabetes das Vorliegen eines DFS (27).

Insgesamt werden ungefähr 60-70% aller in Deutschland durchgeführten Amputationen bei Menschen mit Diabetes durchgeführt (12,28). Laut einer Sekundärdatenanalyse für die Jahre 2006 bis 2012 entfielen von 32.767 Amputationen im Bereich der unteren Gliedmaße in Deutschland 24.575 Fälle (78%) auf Personen mit einem Diabetes mellitus oder einer peripheren arteriellen Verschlusskrankheit (36). Im Laufe ihres Lebens sind ca. 15% aller Menschen mit Typ-1- oder Typ-2-Diabetes von einer Amputation betroffen (31). Die Amputationsrate fünf Jahre nach der ersten Diagnose „DFS" liegt bei 18,5% (37).

In einer deutschen Studie wurden die Akut- und Langzeitergebnisse für Patienten mit einer pAVK und einem DFS, die zwischen 2009 und 2011 aufgrund einer pAVK und/oder eines DFS deutschlandweit stationär behandelt wurden, untersucht (38). Malyar et al. stellten fest, dass bei 17,3% von 40.335 Patienten ein DFS vorlag (38). Obwohl die Patienten mit einem DFS im Vergleich zu den Patienten mit einer pAVK und Diabetes oder ausschließlich einer pAVK jünger waren, hatten sie im Vergleich zu den anderen Patienten die höchsten Amputationsraten (31,9%) und die niedrigste Revaskularisierungsrate (Wiederherstellung/Verbesserung der Blutversorgung: 18,2%) (38).

Amputationen sind aufgrund des Umstandes notwendig, dass ein Teil der Ulzera nicht abheilt (22). Daten der Allgemeinen Ortskrankenkasse (AOK), einer gesetzliche Krankenversicherung, aus dem Jahr 2001 beschreiben, dass jährlich mehr als 29.000 Major- und Minoramputationen bei von Diabetes mellitus betroffenen Personen durchgeführt wurden (35). Als Majoramputationen bezeichnet man dabei die chirurgische Entfernung des Fußes oberhalb des Sprunggelenks (39), als Minoramputation entsprechend die Entfernung des Fußes bis unterhalb des Knöchels, so dass zumeist die Ferse und damit auch die Beinlänge erhalten bleibt (40).

Der Bericht „Gesundheit in Deutschland 2015" der Gesundheitsberichterstattung in Deutschland beschreibt ein um 40% bis 60% höheres Sterberisiko für Menschen mit Diabetes als für Erwachsene in der Vergleichsgruppe (11). Eine Einbindung in feste Vorsorge- und Betreuungsprogramme wie beispielsweise Disease-Management-Programme führt zu einer niedrigeren Mortalität und verbesserten Versorgung der Diabetespatienten (41).

1.3.1 Behandlung des diabetischen Fußsyndroms

Zu den wesentlichen Komponenten einer erfolgreichen Behandlung chronischer Wunden gehören das Débridement abgestorbenen Gewebes (eine an das Wundstadium angepasste, konsequente Wundtoilette), vollständige Druckentlastung, und gegebenenfalls die Therapie der vorliegenden Gefäßerkrankungen und die Infektionskontrolle (12,28,42).

Die Infektionskontrolle spielt insbesondere dort eine Rolle, wo ein Fußulkus zu einer chronischen Wunde mit oftmals eingeschränktem Heilungspotential geworden ist (42). Chronische Wunden sind dabei als Integritätsverlust der Haut und einer oder mehrerer darunterliegenden Strukturen gekennzeichnet, die nicht innerhalb von acht Wochen abheilen, d. h. über eine vollständig epithelisierte Wundfläche verfügen (35). Patienten mit Diabetes haben ein erhöhtes Risiko für eine verspätete Heilung, welches wiederum das Risiko für Komplikationen erhöht (43). Hier ist auch bei der Behandlung von Fußulzera eine Infektion insbesondere mit multiresistenten Keimen wie dem Methicillin-resistenten Staphylococcus aureus (MRSA) in vielen Ländern ein häufig auftretendes Problem (44). Die Prävalenz einer Infektion mit einem solchen Keim innerhalb einer diabetischen Fußwunde wird mit 5% bis 30% angegeben (45). In einer Querschnittstudie von Bravo-Molina et al. lag eine Infektion mit einem MRSA bei 26% der Patienten vor (46). In einer Studie von Hartemann-Heurtier et al. war eine vorangegangene Hospitalisation mit einem multiresistenten Erreger der bestehenden Wunde oder eine Knochenentzündung (Osteomyelitis) signifikant mit einer Wundbesiedlung bei Aufnahme in eine spezialisierte Fußstation assoziiert (47). Die Folgen einer solchen Infektion sind für die Betroffenen erheblich. Eine Verschlechterung der Prognose bis hin zur Amputation ist möglich (28,37,48).

Die Optimierung der Blutzuckerwerte, die konsequente Behandlung von Begleiterkrankungen, die Vermeidung und Beseitigung von Ernährungsdefiziten sowie die Beseitigung vorliegender Ödeme sind weitere Behandlungsansätze und wichtige Verfahren zur Behandlung der Fußulzera (12,28,42). Insbesondere ein gut eingestellter Stoffwechsel kann das Auftreten eines DFS, beispielsweise durch die erhöhte Infektionsgefahr, vermeiden (49).

1.3.2 Folgen der Fußulzera für die Lebensqualität der Betroffenen

Chronische Wunden, wie sie etwa durch Fußulzera bei Diabetespatienten verursacht werden, sind häufig mit einem erheblichen Verlust an Lebensqualität, langen Behandlungszeiten und erhöhten Kosten verbunden, und zwar nicht nur für den einzelnen Patienten, sondern auch für das Gesundheitssystem (50,51).

Die S3-Leitlinie „Lokaltherapie chronischer Wunden bei den Risiken CVI, PAVK und Diabetes mellitus" von 2012 wurde unter Federführung der Deutschen Gesellschaft für Wundheilung und Wundbehandlung gemeinsam mit elf weiteren Fachgesellschaften in der Arbeitsgemeinschaft der Wissenschaftlichen Medizinischen Fachgesellschaften sowie der Deutschen Gesellschaft für Pflegewissenschaft und Patientenvertretern erstellt (35,50). In der S3-Leitlinie werden die Folgen der Fußulzera für die Betroffenen beziehungsweise die Lebensqualität beeinflussende Faktoren detailliert dargestellt.

Die Beeinträchtigung der Lebensqualität ergibt sich laut den Autoren des Abschnitts „Faktoren, die die Lebensqualität beeinflussen" ((35) S. 37ff.), Burckhardt und Meyer, in vier Bereichen: physisch, psychisch und sozial sowie in der Zusammenarbeit und im Umgang mit dem Team, welches die Wunde behandelt (35).

Physische Beeinträchtigungen ergeben sich insbesondere aufgrund der Schmerzen, die ein Patient während der Behandlung empfindet, und aus funktionellen Einschränkungen, die eine solche Wunde mit sich bringt, beispielsweise bedingt durch orthopädisches Schuhwerk (35). Das psychische Wohlbefinden der Patienten ist ein weiterer wichtiger Aspekt: Frustration aufgrund der geringen Fortschritte, hinzunehmende Rückschläge und ein Gefühl von Hilflosigkeit beeinflussen die Lebensqualität negativ (35). Soziale Beeinträchtigungen sind häufig auch Folgen der physischen und psychischen Beeinträchtigungen, wenn beispielsweise aufgrund negativer Affektivität und funktioneller Einschränkungen nicht mehr am sozialen Leben teilgenommen oder dem Beruf nicht mehr nachgegangen werden kann (35). Die Beeinträchtigungen in der Zusammenarbeit und dem Umgang mit dem therapeutischen Team beruhen oftmals auf der Problematik, dass die Patienten nicht verstehen, welche Behandlungen aus welchem Grund erfolgen, und sich nicht trauen, bei den Behandlern nachzufragen. Ein Gefühl der Abhängigkeit ist die Folge, welches sich aber nur schwer mit dem Empfinden vereinbaren lässt, selbst aufgrund der langen Behandlungsdauer und umfasser Erfahrungen ein Experte für die Behandlung zu sein (35).

Zusammenfassend lässt sich festhalten, dass sowohl die Lebensqualität als auch das Wohlbefinden bei Menschen mit einem Diabetes mellitus Typ 2 unter dem Niveau der deutschen Normstichprobe liegen, wie auch die DAWN2^{TM}-Studie von Kulzer et al. gezeigt hat (52). Neben dem Wohlbefinden können auch zum Beispiel Depressionen, Ängstlichkeit und Essstörungen einem Bezug zum Diabetes haben (53). Wechselseitige Beziehungen zwischen einer Diabeteserkrankung und psychischen Störungen werden in der Literatur diskutiert. So können psychische Störungen beispielsweise zu einem Diabetes führen oder die Diabetesbehandlung erschweren, so dass es zu Komplikationen kommen kann (53).

1.3.3 Prävention des diabetischen Fußsyndroms

Effektive Maßnahmen zur Prävention möglicher Komplikationen sind nach Erkrankung an einem Typ-2-Diabetes wichtig, um Folgeschäden zu vermeiden und die Lebensqualität der Betroffenen nicht unnötig zu belasten. Die Nationale Versorgungsleitlinie bezeichnet folgende Punkte als allgemeine und vom Alter sowie vorliegenden Begleiterkrankungen abhängigen Behandlungs- und Therapieziele eines Diabetes mellitus Typ 2:

- **„Erhaltung bzw. Wiederherstellung der Lebensqualität**
- **Kompetenzsteigerung (Empowerment) der Betroffenen im Umgang mit der Erkrankung**
- **Verminderung eines Krankheitsstigmas**
- **Behandlungszufriedenheit**
- **Förderung der Therapieadhärenz**
- **Reduktion des Risikos für kardiale, zerebrovaskuläre und sonstige makroangiopathische Folgekomplikationen**
- **Vermeidung und Behandlung mikrovaskulärer Folgekomplikationen (Erblindung, Dialyse, Neuropathie)**

- *Vermeidung und Behandlung des diabetischen Fußsyndroms*
- **Vermeidung und Behandlung von Symptomen durch die Verbesserung der Stoffwechseleinstellung**
- **Behandlung und Besserung von Begleitkrankheiten**
- **Minimierung der Nebenwirkungen der Therapie und der Belastungen des Patienten durch die Therapie (Medikalisierung)**
- **Reduktion von Morbidität und Mortalität"** ((54), S. 25, kursive Hervorhebung hinzugefügt)

Zur Prävention von Folgeerkrankungen wie dem DFS ist ein Durchschnittsblutzucker-Zielbereich (genauer HbA1c: glykiertes Hämoglobin, der sogenannte „Langzeitzucker") von 6,5% bis 7,5%, also von 48 bis 58 mmol/mol, unter Berücksichtigung der individuell angepassten Therapieziele erstrebenswert (54). Der HbA1c-Wert gibt hierbei retrospektiv die mittleren Glukosekonzentrationen im Blut über die Lebensdauer der Erythrozyten von 100 bis 120 Tagen an (55) und ist damit ein Indikator für die Güte der Stoffwechseleinstellung (56).

In der Basistherapie stehen neben der Schulung zum eigenverantwortlichen Umgang mit Diabetes (57), eine Ernährungstherapie, die Steigerung der körperlichen Aktivität und die Raucherentwöhnung als Maßnahmen zur Verfügung, um eine gute Stoffwechseleinstellung zu erreichen (54). Erst nach Nichterreichen des zuvor definierten HbA1c-Korridors nach einem definierten Zeitraum sollte begleitend zur Basistherapie eine medikamentöse Therapie eingesetzt werden (54).

Die Stoffwechseleinstellung ist aufgrund ihres Einflusses für das Auftreten einer Neuropathie wichtig, um das diabetische Fußsyndrom zu verhindern (22). Ein weiterer Risikofaktor für das Auftreten einer Neuropathie ist die Diabetesdauer (22). Hierbei ist ausdrücklich auf die geschätzte Anzahl von über 50% der Patienten weltweit mit einem unerkannten Diabetes zu verweisen (10), da die Abnahme der Insulinwirkung in vielen Fällen über einen längeren Zeitpunkt unbemerkt bleibt (58). Je später ein Diabetes erkannt wird, desto später können auch erst Therapien für eine gute Stoffwechseleinstellung und damit zum Schutz der Blutgefäße und Nerven begonnen werden.

Brandl und Stiegler vertreten einen multidisziplinären Ansatz, in der die Prävention des DFS gleichzeitig auch ein Teil der allgemeinen Behandlung ist und folgende Maßnahmen umfasst:

- „Selbstuntersuchung des Patienten
- Regelmäßige ärztliche Untersuchungen
- Risikoklassifizierung
- Schulung" ((22), S. 599)

Um nach der Diagnose „Typ-2-Diabetes" das Auftreten weiterer Komplikationen zu vermeiden, sind ab dem Zeitpunkt der Diagnosestellung regelmäßig einmal im Jahr Untersuchungen auf Neuropathie und Fußläsionen auch ohne den Befund einer Neuropathie vorzunehmen (54). Liegen bereits klinische Befunde einer sensomotorischen Neuropathie vor, so sollten Füße, Schuhe und Strümpfe (22,25) alle drei bis sechs Monate einer **regelmäßigen ärztlichen Untersuchung** unterzogen werden (21,28,54), und bei bereits vorangegangenen Ulzerationen oder Amputationen alle ein bis zwei Monate (28). Trotzdem zeigen die Ergebnisse der DAWN2™-Studie aus dem Jahre 2015, dass die Untersuchung der Füße der Befragten seltener als andere diagnostische Methoden wie z. B. die Bestimmung des HbA1c-Wertes, des Blutdrucks oder der Blutfette zum Einsatz kam (52). Im Vergleich zur untersuchten weltweiten Stichprobe werden in Deutschland zwar signifikant häufiger die Füße der Patienten untersucht (Anteil der Menschen mit Diabetes in der deutschen Stichprobe: 65,2%, in der globalen Stichprobe: 52,4%, p<.01) (52). Ebenfalls häufiger werden die Füße bei Menschen mit einem Typ-2-Diabetes (vs. Typ-1-Diabetes) untersucht (66,6% vs. 59,1%, p<.05) (52). Dennoch wird das DFS als Folgeschädigung von Menschen mit Diabetes vernachlässigt, und die Untersuchung der Füße findet selbst in Fachkliniken nur bei ca. der Hälfte aller Patienten mit einer langen Liegedauer statt (31).

Die **Risikoklassifizierung** zur Beschreibung des DFS erfolgt in der Regel anhand der Wagner-Klassifikation mit den Wagner-Graden 0 bis 5 (12). Grad 0 bezeichnet dabei eine Zellulitis und gegebenenfalls eine Fußdeformation, allerdings ohne Läsion (28). Grad 1 entspricht einer oberflächlichen Ulzeration, Grad 2 einem tiefen Ulkus bis zu Sehnen, Gelenkkapseln oder Knochen (28). Ein tiefes Ulkus mit Abzessausbildung, Knochenentzündung oder Infektion der Gelenkkapsel wird mit dem Grad 3 beschrieben (28). Grad 4 klassifiziert eine begrenzte Nekrose (abgestorbenes Gewebe) im Vorfuß- oder Fersenbereich, und der Grad 5 klassifiziert eine Nekrose des gesamten Fußes (28). Es ist möglich, die Wagner-Klassifikation mit der Armstrong-Klassifikation zu kombinieren. Dabei erhält jeder Wagner-Grad ein Armstrong-Stadium von „*A – keine zusätzliche Komplikation*", „*B – mit Infektion*", „*C – mit Ischämie*" oder „*D – mit Infektion und Ischämie*" (28).

Nicht nur die regelmäßige ärztliche Kontrolle ist von entscheidender Wichtigkeit für die Prävention von Fußläsionen (37). Auch die eigene Kontrolle der Füße und das eigene Fußpflegeverhalten sind wichtige Maßnahmen, um das Auftreten eines DFS beziehungsweise Rezidive zu vermeiden (12,22,59). Deshalb ist ein wichtiger Inhalt in den Diabetesschulungen für Menschen mit Typ-2-Diabetes bereits die „*(...) Erkennung, Behandlung und Prävention von diabetischen Folgeerkrankungen (wie Nephropathie, Retinopathie, Neuropathie, diabetischer Fuß) (...)*" ((57), S. 35). Dazu gehört beispielsweise auch die Vermittlung von Kenntnissen der wesentlichen Verhaltensweisen zur Komplikationsvermeidung und der wesentlichen Therapiemaßnahmen sowie Fähigkeiten zur eigenständigen Umsetzung (57).

Es existieren unterschiedliche Schulungsprogramme für Patienten mit Typ-2-Diabetes, von denen die meisten durch die Deutsche Diabetes Gesellschaft (DDG) und/oder vom Bundesversicherungsamt zertifiziert sind (57). Folgende Schulungen werden in der Langfassung der Nationalen Versorgungsleitlinie „Diabetes - Strukturierte Schulungsprogramme" von 2012 aufgelistet:

- Behandlungs- und Schulungsprogramm für Typ-2-Diabetiker, die nicht Insulin spritzen;
- Mehr Diabetes Selbstmanagement Typ-2 (MEDIAS 2 Basis): Schulungs- und Behandlungsprogramm für Menschen mit Diabetes, die nicht Insulin spritzen;
- Mehr Diabetes Selbstmanagement Typ-2 (MEDIAS 2 ICT): Schulungs- und Behandlungsprogramm für Menschen mit Diabetes, die Insulin spritzen;
- Behandlungs- und Schulungsprogramm für Typ-2-Diabetiker, die Insulin spritzen;
- Behandlungs- und Schulungsprogramm für Typ-2-Diabetiker, die Normalinsulin spritzen;
- Diabetes II im Gespräch; und
- Diabetes und Verhalten (57)

Außerdem existiert speziell für Menschen mit einem DFS ein „*Strukturiertes Behandlungs- und Schulungsprogramm für Menschen mit Diabetes und einem diabetischen Fußsyndrom: Den Füssen zu liebe (BARFUSS)*". Zu diesem Programm gab es eine Verlaufsbeobachtung, die positive Effekte auf das Fußpflegeverhalten und das entsprechende Wissen beschrieben hat (57). Das Programm wird allerdings nicht flächendeckend angeboten.

Seit dem 01. Juli 2002 gibt es im Bereich der gesetzlichen Krankenversicherungen strukturierte Behandlungsprogramme für chronisch kranke Menschen – sogenannte Disease-Management-Programme (DMP) – unter anderem auch für Menschen mit Typ-2-Diabetes (60). Diese Programme haben als Ziel, die leitliniengerechte Betreuung zu verstärken und die Versorgungsqualität chronisch kranker Menschen zu verbessern (60). Die Inhalte für das strukturierte Behandlungsprogramm für Patienten mit Typ-2-Diabetes sind die Durchführung der medikamentösen Therapie, die Patientenaktivierung, eine kontinuierliche Betreuung entsprechend der Leitlinien, der Gebrauch technologischer Systeme zur Routinedokumentation und zum Benchmarking sowie eine Schulung für das Selbstmanagement der Patienten, die auch die Prävention, das Erkennen und Behandeln von sowie den Umgang mit diabetesspezifischen Folgekomplikationen beinhaltet (60,61).

Gerade zur **Fußselbstuntersuchung** des Patienten als eine Präventionsmaßnahme gibt es zahlreiche Broschüren und Informationsmaterialien von unterschiedlichen Anbietern, z. B. Novo Nordisk, Schwarz Pharma, Sanofi Diabetes, Berlin Chemie, Becton Dickinson, DiaExpert und der Kaufmännischen Krankenkasse, die inhaltlich große Überlappungsbereiche aufweisen. Die Inhalte beziehen sich meist auf Verhaltenstipps zur Kontrolle der Füße und Schuhe, zum Waschen, Trocknen und Pflegen der Füße, zur Pediküre, zu Schuhen und Strümpfen und zum Umgang mit Fußproblemen wie Verletzungen.

In einer Studie von Laxy et al. wurde das Selbstmanagement von Patienten mit Typ-2-Diabetes untersucht, nicht zuletzt weil ein Großteil der alltäglichen Versorgung durch die Patienten selbst durchgeführt wird (59). Die Daten stammten aus der KORA-A-Studie (1997/1998), in der Patienten eingeschlossen wurden, die zuvor in einem der MONICA/KORA-Surveys oder dem MONICA/KORA-Myokardinfarkt-Register einen Diabetes diagnostiziert bekommen hatten. Das Selbstmanagement der Patienten wurde unter anderem mit der regelmäßigen Durchführung der Fußpflege – mindestens einmal wöchentlich eine Kontrolle auf eine Wunde – definiert. Etwas weniger als die Hälfte der Patienten war in diesem Bereich compliant (46,6%). Die Patienten mit einem ausgeprägten Selbstmanagement waren entsprechend auch in der Fußpflege signifikant häufiger compliant als die Patienten mit geringerem Selbstmanagement (89,2% zu 36,3%, $p<.001$). Laxy et al. zeigten außerdem, dass die nach ihren Maßstäben compliante Fußpflege mit einem (allerdings statistisch nicht signifikant) reduzierten Mortalitätsrisiko assoziiert war (62).

Obwohl Schulungen zum Typ-2-Diabetes das Fußpflegeverhalten der Patienten aufgreifen und in vielen Fällen regelmäßig ärztliche Fußuntersuchungen vorgenommen werden, sprechen die hohen Amputationszahlen bei Patienten mit einem DFS möglicherweise dafür, dass die Fußselbstuntersuchung und die Fußpflege allgemein noch stärker Eingang in die alltägliche Selbstversorgung des Diabetes durch die Patienten finden muss.

Auch wenn nach einer Studie von Sämann et al. besonders männliche Patienten mit einem Typ-1-Diabetes und Nikotinabusus für das Auftreten eines DFS gefährdet sind (63), sollen in der vorliegenden Studie Patienten mit einem Typ-2-Diabetes untersucht werden, da die Prävalenz des Typ-2-Diabetes höher als die des Typ-1-Diabetes ist (2). Die bereits existierende große und weiter ansteigende Zahl an Patienten mit Diabetes Typ-2 verdeutlicht den Public Health-relevanten Einfluss auf zwei Ebenen (64). Auf der individuellen Ebene zeichnet sich der Typ-2-Diabetes durch eine steigende Prävalenz und ein immer jüngeres Manifestationsalter aus, welches das Risiko für Folgeerkrankungen ansteigen lässt. Auf der Ebene des Gesundheitssystems sind aufgrund der wachsenden Anzahl von Menschen mit Diabetes insbesondere in den Bereichen Prävention und Behandlung höhere Kosten zu erwarten.

1.4 Eigener Forschungsansatz und eigene Forschungsfragen

Vor dem Hintergrund der Bedeutung des eigenen Fußpflegeverhaltens für die Prävention eines DFS sollten in der vorliegenden Studie erwachsene Patienten mit einem Typ-2-Diabetes zunächst zu ihrem Wissen zu leitlinienkonformem Fußpflegeverhalten und den von ihnen in diesem Zusammenhang wahrgenommenen Barrieren befragt werden. Ergänzend dazu sollte das Fußpflegeverhalten der Patienten erhoben werden, auch um schwirige Handlungsbereiche des Fußpflegeverhaltens darstellen zu können (vgl. Abb. 1). Insbesondere können Schwächen im Wissensbereich auf Schwierigkeiten in der Wissensvermittlung hindeuten, die sich auf das eigene Fußpflegeverhalten negativ auswirken könnten. Die Beschreibung von Quantität und Qualität der wahrgenommenen Barrieren soll Rückschlüsse auf weitere, bisher möglicherweise ungenutzte Unterstützungsmöglichkeiten ermöglichen. Das Verhalten stellt eine theoretisch von Wissen und Barrieren abhängige Variable dar, deren Integration in eine solche Befragung auch die Identifikation von Wissens-Verhaltens-Lücken ermöglicht. Auch kann so der Einfluss des Wissens als das Fußpflegeverhalten mutmaßlich fördernder Faktor und der Einfluss der Barrieren als möglicherweise hemmender Faktor untersucht werden. Insgesamt werden sechs Forschungsfragen untersucht, die im Folgenden spezifiziert werden.

Zunächst soll ein Gesamtüberblick über die an der Querschnittstudie teilnehmenden Patienten gegeben werden. Da die sozioökonomische Situation bereits bei der Diabetesprävalenz eine Rolle spielt (2), sollen zunächst möglicherweise bestehende Unterschiede nach soziodemographischen und diabetesbezogenen Merkmalen analysiert werden, wobei die Unterschiede nach DFS-Status, die im Fokus der vorliegenden Arbeit stehen, in den folgenden Forschungsfragen aufgegriffen werden. Die erste Forschungsfrage lautet daher:

Abbildung 1   Analyseplan

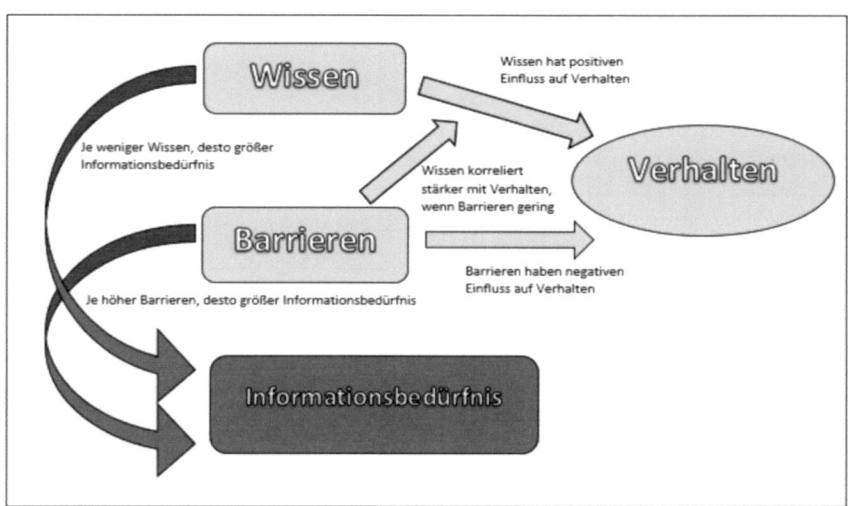

1. *Sind Fußpflegewissen, die wahrgenommenen Barrieren und das Fußpflegeverhalten nach soziodemografischen und diabetesbezogenen Merkmalen der Befragten unterschiedlich verteilt?*

Die folgenden drei Forschungsfragen beziehen sich im Kern auf Unterschiede in den Parametern Wissen, Barrieren und Verhalten zwischen den Patientengruppen mit und ohne DFS sowie möglicherweise existierende Defizite. Leitliniengerechtes Fußpflegeverhalten sowie als fördernder Faktor das Wissen und als hemmender Faktor die wahrgenommenen Barrieren sind in der Patientengruppe ohne DFS möglicherweise weniger stark ausgeprägt, da die Konsequenzen eines nicht leitliniengerechten Fußpflegeverhaltens im Vergleich zur Patientengruppe mit DFS nicht eindeutig nachzuvollziehen sind (65). Die zentralen Forschungsfragen der vorliegenden Studie sind deshalb:

2. *a. Welches Wissen zum indizierten Fußpflegeverhalten existiert bei Patienten mit und ohne DFS?*
   b. In welchen Wissensbereichen existieren Defizite?
3. *a. Welche Barrieren erschweren bei Patienten mit und ohne DFS die richtige Pflege der Füße?*
   b. Welche Barrieren sind besonders ausgeprägt?
4. *a. Wie unterscheidet sich das selbstberichtete Verhalten von Patienten mit versus ohne DFS?*
   b. In welchen Verhaltensbereichen existieren Defizite?

Eine weitere zentrale Fragestellung der Arbeit bezieht sich auf Zusammenhänge zwischen dem Wissen über leitliniengerechtes Fußpflegeverhalten und den wahrgenommenen Barrieren mit dem selbstberichteten Verhalten sowie entsprechend moderierende Effekte. Die fünfte Forschungsfrage lautet daher:

5. *a. Sind ein ausgeprägtes Wissen über die indizierte Fußpflege und/oder die Quantität der wahrgenommenen Barrieren mit einem leitlinienkonformen Fußpflegeverhalten korreliert?*
   b. Gibt es größere Unterschiede im Verhalten nach dem Wissensstatus, wenn wenige (vs. viele) Barrieren wahrgenommen werden?
   c. Gibt es soziodemografische und diabetesbezogene Variablen, die den Zusammenhang zwischen Wissen und Verhalten moderieren?
   d. Unterscheiden sich die Zusammenhänge zwischen Wissen, Barrieren und Verhalten zwischen Patienten mit vs. ohne einem DFS?

Um schließlich zu überprüfen, ob und inwieweit ein Bedürfnis der Patienten nach weiteren Informationen zur eigenständigen Versorgung und zum Umgang mit diabetischen Füßen besteht, ob dieses Bedürfnis in Abhängigkeit von ihrem Wissen, den wahrgenommenen Barrieren und ihrem Fußpflegeverhalten variiert, und in welcher Form die Patienten informiert werden möchten, lautet die sechste Forschungsfrage wie folgt:

6. *a. Besteht ein Bedürfnis nach Informationen zur eigenständigen Versorgung und dem Umgang mit diabetischen Füßen?*
   b. Wenn ja: In welcher Form wünschen sich Patienten diese Informationen?
   c. Sind weniger Wissen und/oder mehr wahrgenommene Barrieren und/oder ungünstigeres leitliniengerechtes Fußpflegeverhalten mit einem höheren Informationsbedürfnis assoziiert?

2. Material und Methoden

Um das der Studie zugrunde liegende Material und die angewendeten Methoden darzustellen, werden in diesem Abschnitt neben einer Beschreibung des Designs, des Settings und des Vorgehens der Studie auch die gewählten Ein- und Ausschlusskriterien für ihre Teilnehmer vorgestellt. Eine genaue Beschreibung der Stichproben-Response und des Fragebogen mit den gewählten Erhebungsinstrumenten schließen sich an. In den Abschnitten zu den Variablentransformation und statistische Analysen werden die weiteren Verfahren, die zum Verständnis des Ergebnisteils notwendig sind, detailliert dargestellt.

2.1 Studiendesign

Vor dem Hintergrund der theoretischen Überlegungen und der daraus abgeleiteten Fragestellungen wurde das Design einer Querschnittstudie gewählt, da es geeignet ist, erste Hinweise auf die Gewinnung von Risikofaktoren zu erhalten, ökonomisch effektiv ist und die Rekrutierung vereinfacht. Die Datenerhebung erfolgte hierbei mittels einer schriftlichen Patientenbefragung, bei der Fragebögen während eines Praxisbesuches an Personen ausgegeben wurden, die die Einschlusskriterien erfüllten (siehe Abschnitt *2.4 Ein- und Ausschlusskriterien*).

Da im Rahmen der Studie auch personenbezogene Daten erhoben wurden, wurde zunächst die Genehmigung zur Studiendurchführung in Form eines Ethikvotums durch die Ethikkommission der Medizinischen Hochschule Hannover eingeholt (Ethikvotum Nr. 2783-2015 vom 14.07.2015).

2.2 Setting

Die Studie sollte in der ambulanten Versorgung durchgeführt werden, um die Patienten mit einem DFS zu erreichen, deren Schweregrad eine ambulante Behandlung noch ermöglicht (Wagner-Klassifikation <4), und da das Wissen der Patienten über leitliniengerechte Fußpflege und das Fußpflegeverhalten besonders in diesem Rahmen von entscheidender Bedeutung für die Prävention eines DFS sind. Aus diesen Gründen wurden diabetologische Schwerpunktpraxen als Setting ausgewählt. Im Sinne einer Ad-hoc-Stichprobenziehung wurden diabetologische Schwerpunktpraxen aus dem Großraum Hannover um ihre Teilnahme gebeten. Über diese Stichprobenziehung konnten insgesamt fünf Praxen rekrutiert werden. Nach einer Vorstellung der geplanten Studie bei einer Weiterbildungsveranstaltung für Diabetesberaterinnen konnten weitere drei diabetologische Schwerpunktpraxen für die Teilnahme gewonnen werden, so dass letztendlich acht Praxen an der Studie teilnahmen.

Vier der acht Praxen befinden sich im Stadtgebiet von Hannover, jeweils zwei Praxen in der Region Hannover, und jeweils eine Praxis befindet sich im benachbarten Landkreis Nienburg bzw. im Landkreis Northeim. Drei Praxen bieten neben dem diabetologischen Schwerpunkt auch eine allgemeinärztliche Versorgung an (siehe auch Tabelle 1). Alle Praxen sind Gemeinschaftspraxen, in denen zum Teil auch angestellte Ärzte tätig sind. In allen Praxen sind Diabetesberaterinnen eine feste

Tabelle 1   Übersicht über strukturelle Merkmale der Praxen und der jeweiligen Vorgehensweise bei der Studiendurchführung

Praxis	Region	Ausrichtung	Ansprache der Patienten	Erhebungsdauer	Ausschlusskriterien	Einschluss Schulungsteilnehmer
1	Stadt	reine Diabetespraxis	Diabetesberaterin/ Wundassistentin	6 Tage	ausschließlich Blutentnahmen, Rezeptabholung, evtl. auch ausschließlich Arztkonsultationen	ja
2	Land	Diabetes- & hausärztlicher Versorgung	Diabetesberaterin	10 Tage	kein Besuch der Diabetesberaterin	ja
3	Stadt	reine Diabetespraxis	Diabetesberaterin/ Wundassistentin/ med. Fachangestellte	7 Tage	ausschließlich Blutentnahmen und Rezepte	nein
4	Land	Diabetes- & hausärztlicher Versorgung	Diabetesberaterin/ Wundassistentin	12 Tage	ausschließlich Blutentnahmen und Rezepte	ja
5	Stadt	reine Diabetespraxis	Diabetesberaterin/ Wundassistentin	10 Tage	ausschließlich Blutentnahmen und Rezepte	ja
6	Stadt	reine Diabetespraxis	Diabetesberaterin/ Wundassistentin/ med. Fachangestellte	10 Tage	ausschließlich Blutentnahmen und Rezepte	nein
7	Stadt	Diabetes- & hausärztlicher Versorgung	Arzt	8 Tage	kein Arztkontakt	nein
8	Land	reine Diabetespraxis	Diabetesberaterin/ Wundassistentin/ Oecotrophologin	10 Tage	ausschließlich Blutentnahmen und Rezepte	ja

Größe in der Patientenversorgung, und alle Praxen sind zertifizierte diabetologische Schwerpunktpraxen entweder nach KVN (Kassenärztliche Vereinigung Niedersachsen) und/oder DDG (Deutsche Diabetes Gesellschaft).

2.3 Vorgehen

Nachdem zunächst eine Übersicht über den geplanten Inhalt der Befragung zum Wissen und Verhalten von Fußpatienten angefertigt worden war, fand im Februar 2015 ein Treffen mit zwei Diabetesberaterinnen in einer diabetologischen Schwerpunktpraxis in Hannover statt. Bei diesem Treffen wurde vor allem auf die Barrieren, die die Patienten im Hinblick auf die eigene Fußversorgung wahrnehmen, und die Möglichkeiten der Informationsübermittlung über die richtige Versorgung der Füße eingegangen. In der Folge dieses Gesprächs wurde der Fragebogen dementsprechend weiter ergänzt und überarbeitet. Als Kontrollgruppe wurden anschließend außerdem Patienten ohne DFS in die Befragung eingeschlossen, und der Fragebogen wurde entsprechend angepasst.

Vor der Durchführung der Studie fand im Juni 2015 ein Pretest des Fragebogens in Form eines Probings an zwei Teilnehmer einer Selbsthilfegruppe (jeweils eine Person mit und eine ohne DFS) statt. Die Anmerkungen flossen soweit wie möglich in die überarbeitete Version des Fragebogens ein. Lediglich im Hinblick auf ein ausgewähltes, bereits publiziertes und validiertes Instrument (3) (s. Abschnitt 2.6.3, Teilabschnitt „Fußpflegeverhalten") wurden einzelne Anmerkungen nicht berücksichtigt, um die Vergleichbarkeit der eigenen Daten mit der Originalversion zu gewährleisten.

Die Feldphase der Untersuchung begann Anfang August 2015 mit der ersten Erhebungsphase zeitgleich in drei Praxen. Es folgte eine zweite Erhebungsphase mit zwei Praxen Ende August bis Anfang September sowie eine weitere Phase mit einer Praxis Anfang September bis Mitte September und eine vierte Erhebungsphase mit einer Praxis Mitte September bis Anfang Oktober. Die Feldphase endete mit der fünften Erhebungsphase Ende September bis Mitte Oktober 2015 in der achten Praxis. Aufgrund der nicht zeitgleich stattfindenden Erhebung in allen acht Praxen ergaben sich geringfügige Änderungen in den Fragebögen. So wurde die Frage nach der Teilnahme an einer Diabetesschulung nachträglich auf Hinweis eines Arztes nach der ersten Erhebungsphase aufgenommen. Ein zunächst versehentlich weggelassenes Item des Instruments zur Erfassung des Verhaltens wurde ebenfalls ab der zweiten Erhebungsphase ergänzt.

Jeweils in der Woche vor dem Beginn des Erhebungszeitraumes wurden die Fragebögen, ein Ablaufplan und die von den Praxen auszufüllenden Protokolle für die Responsestatistik an die teilnehmende Praxis verteilt (siehe Anhang I.I und I.II, S. 94-105). Ab dem jeweils darauffolgenden Montag wurden die Patienten, die die Einschlusskriterien erfüllten, in den Praxen angesprochen. Wie Tabelle 1 zeigt, übernahm die Ansprache der Patienten in einer Praxis ausschließlich der Arzt und in einer Praxis ausschließlich die zuständige Diabetesberaterin. In zwei Praxen erfolgte die Ansprache der Patienten über die Diabetesberaterinnen bzw. Wundassistentinnen und die medizinischen Fachangestellten, in drei Praxen über die Diabetesberaterinnen bzw. Wundassistentinnen, und in einer Praxis ebenfalls über die Diabetesberaterinnen bzw. Wundassistentinnen sowie eine Ökotrophologin. Die Ansprache der Patienten erfolgte in vier Fällen an jeweils zehn Tagen, in jeweils einer Praxis an acht, sieben und sechs Tagen und in einer Praxis an zwölf Tagen innerhalb des Erhebungszeitraumes von zwei Wochen.

Keine Ansprache erfolgte in sechs der acht Praxen, wenn die Patienten ausschließlich zur Blutentnahme oder zur Rezeptabholung in die Praxis kamen. In einer Praxis wurden ausschließlich die Patienten angesprochen, die einen Termin mit der Diabetesberaterin hatten oder an einer Schulung teilnahmen. In einer anderen Praxis fand die Ansprache ausschließlich bei einem Arztkontakt statt. Patienten, die zum Zeitpunkt der Befragung an einer Schulung zum Diabetes teilnahmen, wurden in drei der Praxen nicht mit in die Erhebung eingeschlossen.

Die angesprochenen Patienten wurden durch das medizinische Personal mit ihrer praxisinternen Patientennummer, dem Fußstatus, der Teilnahmebereitschaft und den Angaben über die Gründe bei einer möglichen Nichtteilnahme auf den Protokollen erfasst. Willigten die angesprochenen Patienten in die Teilnahme ein, wurde ihnen der Studienfragebogen ausgehändigt, den sie dann ausfüllten.

Bei der Abgabe des Fragebogens wurde die Angabe über die Wagner-Klassifikation („WK" auf dem Deckblatt des Fragebogens) durch das medizinische Personal ergänzt. Beim Vorliegen eines DFS wurde die entsprechende Klassifikationszahl von „0" bis „3" eingetragen, bei Patienten ohne DFS eine 7 oder in einzelnen Absprachen mit dem medizinischen Personal die Angabe freigelassen und so als „kein DFS" kodiert.

2.4 Ein- und Ausschlusskriterien

Die Ein- und Ausschlusskriterien für die Patienten wurden folgendermaßen definiert:

Eingeschlossen wurden

- alle Patienten mit einem Typ-2-Diabetes und DFS (Wagner-Klassifikation < 4) sowie
- die ersten 50 Patienten im Erhebungszeitraum mit einem Typ-2-Diabetes ohne DFS,

die kognitiv und sprachlich zur Teilnahme an der Studie in der Lage waren.

Ausgeschlossen wurden

- die Patienten, die kognitiv und sprachlich nicht zur Teilnahme an der Studie in der Lage waren, und
- die aufgrund relevanter fehlender Angaben nicht in die Analysen einbezogen werden konnten.

Im Sinne einer Fall-Kontroll-Studie wurde in dieser Studie eine überproportionale Vertretung der Patienten mit einem DFS konzeptionell angezielt und gleichzeitig die Anzahl der Patienten ohne DFS entsprechend auf 50 Personen pro Praxis begrenzt, um einen Vergleich zwischen den beiden Patientengruppen zu ermöglichen und zugleich die Belastung für die, die Erhebung unterstützenden, Diabetesberaterinnen und medizinischen Fachangestellten zu minimieren. Die Anzahl der Patienten mit einem DFS kann dementsprechend nicht als Maßzahl für die Prävalenz der Fußpatienten in den teilnehmenden Praxen angesehen werden.

2.5 Stichproben-Response

Anhand der ausgefüllten Protokolle (siehe oben, Abschnitt *2.3 Vorgehen*) und der von den Praxen zum Teil erhobenen und zum Teil geschätzten Patientenanzahl pro Tag wurde die in Tabelle 2 dargestellte Responsestatistik erstellt. Insgesamt wurden in den acht Praxen im Erhebungszeitraum (pro Praxis im Durchschnitt 9,1 Tage) 9.094 Patienten behandelt. Davon wurden 8.483 Patienten aufgrund verfehlter Einschluss- oder gegebener Ausschlusskriterien nicht eingeschlossen (93,3%), so dass sich eine Nettostichprobe von 611 Personen ergab (6,7%).

Von dieser Nettostichprobe lehnten 115 Personen die Teilnahme ab (18,8%). Unter der Begründung „Ablehnung" oder „Verweigerung" sind folgende Möglichkeiten zusammengefasst:

- fehlendes Interesse
- Zweifel am Nutzen/Sinn der Studie
- Misstrauen hinsichtlich des Datenschutzes
- Verweigerung aufgrund der Durchführungsdauer
- Verweigerung aufgrund der Vorbehalte gegenüber Fragebögen
- Verweigerung ohne Angabe von Gründen
- Verweigerung aufgrund anderer Beweggründe

Tabelle 2   Responsestatistik insgesamt

	Anzahl (N)	Bruttostichprobe (%)	Nettostichprobe (%)	Analysestichprobe
Brutto-Stichprobe	9.094 (in acht Praxen)	100 %		
Ausschluss aufgrund verfehlter Ein- bzw. gegebener Ausschlusskriterien	8.483	93,3%		
Netto-Stichprobe	611 (5 davon nicht im Protokoll aufgeführt)	6,7%	100%	
Nichtteilnahme (Ablehnung)	115	1,3%	18,8%	
Nichtteilnahme (Verhinderung)	9	0,1%	1,5%	
Ausschluss aufgrund fehlender Angaben	14	0,1%	2,3%	
Analyse-Stichprobe	473	5,2%	77,4%	100 %

Unter der Kategorie „Verhinderung" wurde ein Zeitmangel kodiert, diesen gaben neun der aus 611 Personen bestehenden Nettostichprobe an. Dies entspricht 1,5% der Netto- bzw. 0,1% der Bruttostichprobe.

N=14 Personen der Nettostichprobe (2,3%) wurden aufgrund fehlender zentraler Angaben aus den Analysen ausgeschlossen. Darunter fiel vor allem die fehlende Angabe des medizinischen Personals bezüglich der Wagner-Klassifikation des teilnehmenden Patienten auf dem Fragebogen. Daneben wurden auch Patienten ausgeschlossen, die beispielsweise die Angabe zu soziodemografischen Angaben nicht ausfüllten, weil sie Seiten überblätterten oder nicht ausfüllen wollten.

Insgesamt konnten 473 Personen in der Analysestichprobe eingeschlossen und ihre Fragebögen analysiert werden. Das entspricht 5,2% der Bruttostichprobe von 9.094 Personen und einer Teilnehmerrate (Rücklauf) von 77,4% der Nettostichprobe von 611 Personen. Die Tabellen 3 und 4 zeigen die Analysestichproben für die Patientengruppen mit und ohne DFS, und dabei einen Rücklauf unter den Patienten mit DFS von 82% (n=150) und unter den Patienten ohne DFS von 75,5% (n=323).

Tabelle 3   Responsestatistik der Patienten mit DFS

	Anzahl (N)	Nettostichprobe (%)	Analysestichprobe
Netto-Stichprobe mit DFS	183	100%	
Nichtteilnahme (Ablehnung)	32	17,5%	
Nichtteilnahme (Verhinderung)	0	0%	
Ausschluss aufgrund fehlender Angaben	1	0,5%	
Analyse-Stichprobe	150	82%	100%

Tabelle 4   Responsestatistik der Patienten ohne DFS

	Anzahl (N)	Nettostichprobe (%)	Analysestichprobe
Netto-Stichprobe ohne DFS	428	100%	
Nichtteilnahme (Ablehnung)	83	19,4%	
Nichtteilnahme (Verhinderung)	9	2,1%	
Ausschluss aufgrund fehlender Angaben	13	3%	
Analyse-Stichprobe	323	75,5%	100%

2.6 Fragebogen und Erhebungsinstrumente

Der Fragebogen umfasste Items zum Fußpflegewissen, -verhalten und diesbezüglich wahrgenommener Barrieren. Ergänzt wurde der Fragebogen durch demografische und diabetesspezifische Angaben (s. Anhang *IV.I Erhebungsinstrument Fragebogen zur Fußstudie*).

Es gab eine einzige Version des Fragebogens, die sowohl an die Patienten mit DFS wie auch an die Patienten ohne DFS ausgehändigt wurde. Ein kurzer Einleitungstext informierte die teilnehmenden Patienten über den Inhalt des Fragebogens, die Anonymisierung und die Freiwilligkeit der Teilnahme. Außerdem wurde ein Beispiel präsentiert, welches das Ausfüllen des Fragebogens illustrierte. Ebenfalls befand sich im Einleitungstext der Hinweis darauf, dass einer Studienteilnahme mit der Rückgabe des ausgefüllten Fragebogens zugestimmt wurde.

Alle Items innerhalb des Fragebogens waren geschlossene Fragen mit Einfachnennung. Die Antwortkategorien waren je Teilabschnitt unterschiedlich und reichten von einer dichotomen Nominalskalierung bis zu einer Intervallskalierung mit fünf Ausprägungen (Items vom Likert-Typ).

2.6.1 Teilabschnitt „Fußpflegewissen"

Als Quelle für die Wissensitems in der vorliegenden Studie wurde die „Praxishilfe für Patienten" (Fußkomplikationen bei Typ-2-Diabetes) herangezogen (1)[2]. Deren Quelle wiederum ist die Patientenleitlinie zur *"Nationalen VersorgungsLeitlinie Typ-2-Diabetes: Präventions- und Behandlungsstrategien für Fußkomplikationen"* (12), die vermutlich auch Grundlage der Informationsbroschüre der Kaufmännischen Krankenkasse ist, die ebenfalls zur Auswahl der Wissensitems herangezogen wurde, da sie ausführlich den Umgang mit den Füßen von Patienten mit Diabetes beschreibt (66). Die Items beinhalten Fragen zum Wissen über:

---

[2] Die Gültigkeit der Praxisleitlinie ist mittlerweile abgelaufen, und sie wird derzeit überprüft. Eine leicht veränderte Version steht unter http://www.patienten-information.de/mdb/downloads/nvl/diabetes-mellitus/dm-fusskomplikationen-vers1.1-pll.pdf zur Verfügung (letzter Zugriff: 22.01.2017)

- die Reinigung und Pflege der Füße,
- die Kontrolle der Füße und Schuhe,
- den Umgang mit Füßen und Schuhen,
- die medizinische Betreuung bei Fußveränderungen, und
- den Umgang mit spitzen/scharfen Gegenständen (siehe Tabelle 5).

Insgesamt wurde das Wissen mit der einleitenden Frage „Welche Maßnahmen sind Ihres Wissens richtig oder falsch?" und 14 Items erfasst. Die Antwortkategorien folgten einer dichotomen Nominalskalierung in den Ausprägungen „richtig" und „falsch".

Variablentransformationen: Da die gewählte Eingabe (richtig=1, falsch=2) nicht bei jedem Item mit der angestrebten Kodierung „1=korrekte Antwort" übereinstimmte, wurden die Variablen zum Wissen, falls notwendig, rekodiert, so dass jedes Item mit einer „1" für die korrekte Antwort und einer „0" für die falsche Antwort kodiert war. Außerdem wurde für das Fußpflegewissen durch Addition der gesamten Wissensitems ein Summenscore gebildet (Skalenbreite 0 bis 14). Für einige, z. B. varianzanalytische Auswertungen wurde dieser Summenscore per Medianhalbierung dichotomisiert bzw. anhand geeigneter Werte trichotomisiert. Für das Wissen entstanden so eine dichotomisierte Variable mit den Ausprägungen „weniger Wissen (0 bis 10 Punkte)" und „mehr Wissen (11 bis 14 Punkte)" sowie eine trichotomisierte Variable mit den Ausprägungen „wenig Wissen (0 bis 9 Punkte)", „mittleres/gutes Wissen (10-11 Punkte)" und „hohes Wissen (12-14 Punkte)".

Tabelle 5   Items zum Fußpflegewissen

Frage/Itemstamm	Item	Messinstrument
Wissen Welche Maßnahmen sind Ihres Wissens richtig oder falsch?	W.a. tägliche Reinigung der Füße mit einem Waschlappen* W.b. tägliches Ansehen der Füße und Fußsohlen* W.c. tägliches Eincremen der Füße und Beine* W.d. keine engen Schuhe tragen* W.e. kleine Wunden selbst behandeln$^\nabla$ W.f. Besuch der Fußpflege* W.g. Entlastung des betroffenen Fußes* W.h. täglich ein Fußbad nehmen* W.i. regelmäßig die Fußnägel mit einem Nagelknipser kürzen$^\nabla$ W.j. Hornhaut mit Hornhautraspel entfernen$^\nabla$ W.k. tägliches Überprüfen der Schuhe auf Fremdkörper* W.l. barfuß laufen$^\nabla$ W.m. regelmäßige Desinfektion der Füße$^\nabla$ W.n. bei Veränderungen an den Füßen sofort zum Arzt gehen*	Dichotome Nominalskala „richtig"* und „falsch"$^\nabla$

Anmerkung: *„Richtig" ist die korrekte Antwort. $^\nabla$„Falsch" ist die korrekte Antwort, die Variable wurde rekodiert.

2.6.2 Teilabschnitt „Barrieren hinsichtlich der Fußpflege"

Um die seitens der Patienten wahrgenommenen Barrieren in Bezug auf ihre Fußpflege zu erfragen, wurden neun mögliche Barrieren vorgegeben, welche sich zum einen aus der Publikation von van Houtum (2) und zum anderen durch die Expertise der Diabetesberaterinnen ergaben, die in die Erstellung des Fragebogens einfloss. Van Houtum nennt drei Kategorien für potentielle Barrieren (2):

- die Erreichbarkeit der Gesundheitsversorgung,
- patientenbezogene Faktoren, und
- das Gesundheitssystem.

Da im Fragebogen in Anlehnung an diese Einteilung für Deutschland modifizierte Fragen gestellt wurden, wird an dieser Stelle eine grobe Zuordnung der Barrieren zu den drei Kategorien vorgenommen. Zur Kategorie Erreichbarkeit wurden Faktoren zugeordnet, die die Zeit betreffen. Unter patientenbezogenen Faktoren sind Barrieren zusammengefasst, die sich auf die Wissensvermittlung und persönliche Einschränkungen beziehen. Da die Kostenübernahme innerhalb des deutschen Gesundheitssystems eher im Sinne einer Entlastung der Patienten organisiert ist, wurden hier hauptsächlich Barrieren abgefragt, die sich auf die Kosten zur Prävention eines DFS beziehen (siehe Tabelle 6).

Die wahrgenommenen Barrieren wurden mit der Frage „Was macht es Ihnen besonders schwer, auf die Gesundheit Ihrer Füße zu achten?" eingeleitet, der die neun Items mit dichotomen Nominalskalen mit den Ausprägungen „ja" und „nein" folgten. Zusätzlich gab es die Möglichkeit unter „B.j. sonstiges, und zwar....." einen Freitext zu anderen persönlich wahrgenommenen Barrieren zu verfassen.

<u>Variablentransformationen:</u> Für die Barrieren wurde durch Addition der Barriereitems ein Summenscore gebildet (Skalenbreite 0 bis 9). Für einige, z. B. varianzanalytische Auswertungen wurde dieser Summenscore per Medianhalbierung dichotomisiert bzw. anhand geeigneter Werte trichotomisiert. Für die Barrieren entstanden anhand der Medianhalbierung eine dichotomisierte Variable mit den Ausprägungen „wenige Barrieren (0 bis 2)" und „mehr Barrieren (≥3)" sowie eine trichotomisierte Variable als „keine Barrieren (0 Punkte)", „wenige Barrieren (1 bis 2 Punkte" und „viele Barrieren (≥3 Punkte)".

Tabelle 6   Items zu den wahrgenommenen Barrieren

	Item	Messinstrument
Barrieren Was macht es Ihnen besonders schwer, auf die Gesundheit Ihrer Füße zu achten?	B.a. widersprüchliche Empfehlungen B.b. kein/ungeeignetes Infomaterial B.c. hohe Kosten für geeignete Fußpflegemittel B.d. hohe Kosten für bequeme Schuhe B.e. eingeschränkte/fehlende Wahrnehmung B.f. keine Zeit, um Füße täglich extra zu pflegen B.g. keine Zeit, um jede Wunde am Fuß dem Arzt zu zeigen B.h. Beeinträchtigung im alltäglichen Leben, z. B. durch die Entlastung des Fußes B.i. eingeschränkte Beweglichkeit, die die Pflege der Füße erschwert	Dichotome Nominalskala mit einheitlicher Skalenrichtung und den Ausprägungen „ja" und „nein"

2.6.3 Teilabschnitt „Fußpflegeverhalten"

Das Fußpflegeverhalten der Patienten wurde mit dem „Nottingham Assessment of Functional Footcare" (NAFF) von Lincoln et al. erfasst (3). Dazu wurde das Instrument von der Autorin der vorliegenden Arbeit aus dem Englischen ins Deutsche übersetzt und diese Übersetzung anschließend von einem professionellen Übersetzer (Dr. Tony Buglass, High Tech Translations, Hannover) überprüft, um eine unter den Rahmenbedingungen der Studie größtmögliche Äquivalenz der Fragen und Antwortkategorien zu gewährleisten.

Die Punktwerte für die einzelnen Ausprägungen wurden wie im NAFF vorgegeben übernommen, also das jeweils korrekte bzw. erwünschte Verhalten mit drei Punkten bewertet. Damit ging die Punktevergabe von maximal drei Punkten bis zu minimal null Punkten aus, was einer Skalenbreite von vier verbalisierten Skalenpunkten entspricht. Entsprechend der Auswertung im NAFF wurde aus der Addition der jeweiligen Punkte der Summenscore für diejenigen Patienten gebildet, die alle Items zum Verhalten beantworteten. Insgesamt besteht der NAFF aus 29 Fragen[3]. Ein Summenscore von 87 war damit der höchste zu erreichende Wert und indiziert optimales Fußpflegeverhalten. Ein Wert unter 50 weist auf weiteren Auswertungsbedarf hinsichtlich des Fußpflegeverhaltens hin (68).

Die Items umfassen unterschiedliche Fragen zum Verhalten bezüglich

- der Kontrolle der Füße und Schuhe,
- des Schutzes der Füße,
- des Schutzes der Füße vor Hitze,
- des Vorgehens bei Verletzungen,
- der Verwendung von Pflegemitteln,
- der Hygiene,
- der Schuh- und Strumpfwahl (siehe Tabelle 7)

Die mit „°" gekennzeichneten Items waren so kodiert, dass jeweils die häufigste Durchführung mit drei Punkten (und dann entsprechend absteigender Häufigkeit weniger Punkten) bewertet wurden. Die mit „ˣ" gekennzeichneten Items wurden bei der seltensten Durchführung („nie") mit drei Punkten (und entsprechend der zunehmenden Häufigkeit kontinuierlich weniger Punkten) bewertet.

Für die englischsprachige Originalfassung des NAFF wurde ein Cronbachs Alpha von .53 mit akzeptabel angegeben (3). Die Berechnung der internen Konsistenz der ins Deutsche übersetzten Version ergab in der vorliegenden Stichprobe ein Cronbachs Alpha von .603.

---

[3] Nach Fertigstellung des Fragebogens wurde der NAFF 2015 offiziell überarbeitet und auf 26 Items gekürzt (67).

Tabelle 7   Items zum Fußpflegeverhalten (deutsche Übersetzung des NAFF)

	Item	Messinstrument
Verhalten	V.1. Untersuchen Sie Ihre Füße?° V.2. Kontrollieren Sie Ihre Schuhe vor dem Anziehen?° V.3. Kontrollieren Sie Ihre Schuhe nach dem Ausziehen?° V.4. Waschen Sie Ihre Füße?° V.5. Kontrollieren Sie, ob Ihre Füße trocken sind, wenn Sie sie gewaschen haben?° V.6. Trocknen Sie Ihre Füße zwischen den Zehen ab?° V.7a. Benutzen Sie eine Feuchtigkeitspflege für Ihre Füße?° V.7b. Tragen Sie eine Feuchtigkeitspflege zwischen den Zehen auf?ˣ V.8. Werden Ihre Fußnägel geschnitten?° V.9. Tragen Sie Sandalen?ˣ V.10. Tragen Sie Hausschuhe?ˣ V.11. Tragen Sie Turnschuhe?° V.12. Tragen Sie Schnürschuhe?° V.13. Tragen Sie spitz zulaufende Schuhe?ˣ V.14. Tragen Sie Flipflops?ˣ V.15. Laufen Sie neue Schuhe allmählich ein?° V.16. Tragen Sie Mikrofasersocken, zum Beispiel aus Nylon?ˣ V.17. Tragen Sie nahtlose Socken/Strümpfe/Strumpfhosen?° V.18. Tragen Sie Schuhe auch ohne Socken/Strümpfe/Strumpfhosen?ˣ V.19. Wechseln Sie Ihre Socken/Strümpfe/Strumpfhosen?° V.20. Laufen Sie barfuß im Haus?ˣ V.21. Laufen Sie draußen barfuß?ˣ V.22. Benutzen Sie eine Wärmflasche im Bett?ˣ V.23. Halten Sie Ihre Füße nah ans Feuer/den Kamin?ˣ V.24. Legen Sie Ihre Füße auf die Heizung?ˣ V.25. Benutzen Sie ein Badethermometer?° V.26. Benutzen Sie Hühneraugenmittel/-tinkturen/-pflaster, wenn Sie ein Hühnerauge haben?ˣ V.27. Legen Sie einen trockenen Verband an, wenn Sie eine Blase haben?° V.28. Legen Sie einen trockenen Verband an, wenn Sie eine Schürf-/Schnitt-/Brandwunde haben?°	Verbalisierte Ordinalskalen mit jeweils vier, unterschiedlich benannten Ausprägungen (siehe Anhang I.I)

Anmerkung: °Die häufigste Ausprägung ist korrekt. ˣDie seltenste Ausprägung ist korrekt. Aufgrund der unterschiedlichen benannten Skalen und nicht einheitlichen Skalenrichtung wurden die Variablen, wenn nötig, rekodiert.

<u>Variablentransformationen:</u> Da die gewählte Kodierung bei der Dateneingabe nicht mit immer mit der angestrebten Kodierung „drei=immer richtiges Verhalten" übereinstimmte, wurden die Variablen zum Verhalten, falls notwendig, rekodiert.

Aufgrund eines technischen Fehlers war das achte NAFF-Item in den ersten beiden Praxen nicht Teil des Fragebogens gewesen. Um die Auswertbarkeit angesichts des Umstandes, dass der NAFF keinen fehlenden Wert erlaubt, zu gewährleisten, wurden die diesbezüglichen fehlenden Werte mit dem Mittelwert aller validen Werte ersetzt.

2.6.4 Teilabschnitt „Soziodemografie und diabetesspezifische Angaben"

Die in diesem Teilabschnitt angegebene Literatur wurde als Basis für die Items genommen und hinsichtlich der erwünschten Informationen erweitert. Die Items ohne Literaturangaben entstanden mit der Expertise der Diabetesberaterinnen und teilnehmenden Ärzte.

Das Geschlecht (69), Berufserfahrung im Gesundheitswesen (70), die gemeinsame Haushaltsführung mit einem Partner (69), die Schulungsteilnahme in einer diabetologischen Schwerpunktpraxis, der DFS-Bekanntheitsgrad und der Informationswunsch zur Behandlung eines DFS wurde mittels dichotomer Nominalskalen erfasst (vgl. Anhang IV.I, S. 102-103).

Der Informationswunsch diente dabei auch als Filterfrage für die Art des Informationswunsches. Dabei wurden die einzelnen Informationsformate ebenfalls mit einer dichotomen Skala mit den Ausprägungen „ja" und „nein" erfasst. Als mögliche Arten der Informationsübermittlung standen zur Auswahl:

- als kurzes Merkblatt;
- als ausführliche Broschüre;
- als mündliche Information;
- als Schulung (vgl. Anhang IV.I, S. 103).

Die Angaben zur Diabetesdauer und Zeit seit Erstdiagnose eines DFS wurden mit verbalisierten Ordinalskalen mit vier aufsteigenden Ausprägungen erfasst (vgl. Anhang IV.I, S. 103), die Schul- bzw. Hochschulbildung mit einer Nominalskala mit sechs Ausprägungen (vgl. Anhang IV.I, S. 102) (71).

<u>Variablentransformationen:</u> Auf Basis der im Fragebogen verfügbaren Angaben zum Geburtsmonat und Geburtsjahr wurde zunächst das Alter berechnet. Die Befragten, die einen Geburtsmonat angaben, der im Verlauf des Jahres 2015 zum Zeitpunkt der Erhebung bereits abgeschlossen war, wurden so behandelt, als ob sie bereits Geburtstag gehabt hätten. Die Befragten, deren Geburtsmonat nach der Erhebung in „ihrer" Praxis war, wurden so behandelt, als ob sie noch keinen Geburtstag gehabt hätten. Personen ohne Monats-, jedoch mit Jahresangabe wurden in die Analysen als Personen einbezogen, die bereits Geburtstag hatten, da die Erhebung erst im August startete. Bei komplett fehlenden Angaben oder fehlenden Geburtsjahren wurden die Fragebögen mit in die Analysen einbezogen, sind allerdings in den Variablen Alter und den darauf basierenden Variablen zu Altersgruppen als „fehlend" kodiert.

Die gruppierten Variablen zum Alter wurden entsprechend der Altersvariable in Dekaden zusammen-gefasst, wobei allerdings die Gruppe der <50-Jährigen auch Personen mit einem Alter von mindestens 18 Jahren einschloss. Ihr Anteil stimmte dabei nahezu mit dem der Gruppe ab 80 Jahren überein. Zur Berechnung einer weiteren, dichotomen Variablen wurde ein Grenzwert bei 60 Jahren verwendet: Personen, die 60 Jahre oder älter waren, kamen in die zweite Altersgruppe, Personen mit einem Alter von 59 Jahren oder jünger in die erste Altersgruppe. Die Berechnung einer weiteren Altersgruppen-Variablen wurde anhand der prozentualen Verteilung des Alters bei <65 und ≥65 Jahren durchgeführt.

Die Fragebögen der Patienten ohne DFS wurde entweder durch die Zahl „7" oder (nach Absprache mit den ausfüllenden Diabetesberaterinnen) einer fehlenden Angabe im Feld „Wagner-Klassifikation" kodiert, so dass diese Angaben bei der Dateneingabe einheitlich kodiert wurden. Im Anschluss wurde eine dichotomisierte Variable erstellt: alle Fälle ohne DFS wurde mit „2" und alle anderen Fälle unabhängig von der Wagner-Klassifikation mit „1" kodiert.

Die Variable zur Schulbildung wurden durch Zusammenfassung des angegebenen Schulabschlusses in „maximal Volks- oder Realschulabschluss" vs. „höheren Abschluss" bzw. als zweite Möglichkeit in „Volks- oder Realschulabschluss" und „höheren Abschluss" (mit Ausschluss der Personen mit den Angaben „keinen" und „sonstigen Abschluss") dichotomisiert. Wurde die letztere der beiden Variablen in den statistischen Analysen verwendet, so ist dies jeweils erwähnt.

Die Variable zur Diabetesdauer wurde durch die Zusammenfassung der Personen mit weniger als fünf bis zu zehn Jahren Diabetesdauer und der Zusammenfassung der Personen mit einer Diabetesdauer länger als zehn Jahren dichotomisiert.

2.7 Statistische Analysen

Alle Datenanalysen wurden mit der Statistiksoftware IBM® SPSS® Statistics 23 durchgeführt. Auf Basis der erhobenen und transformierten Variablen wurde im Rahmen der deskriptiven Statistik durch Häufigkeitsauszählungen und Mittelwertvergleiche die Stichprobenbeschreibung durchgeführt (Forschungsfrage 1, vgl. Abschnitt *1.4 Eigener Forschungsansatz und eigene Forschungsfragen*). Zur Beantwortung der zweiten Forschungsfrage wurden mittels T-Tests Mittelwertvergleiche zwischen den Patientengruppen mit beziehungsweise ohne DFS vorgenommen. Dabei wurde auch dann auf ein Ersetzen fehlender Werte verzichtet, wenn ihr Anteil wie bei einigen Wissens- und Barriereitems über 5% lag (Maximum: 15,9%), da trotzdem hinreichend hohe Fallzahlen erreicht wurden.

Um die Forschungsfragen 3. bis 5. zu den Zusammenhängen zwischen dem Wissen, den Barrieren und dem Verhalten zu überprüfen, wurden zunächst nach optischer Überprüfung und Kolmogorow-Smirnow-Tests (K-S) auf Normalverteilung[4] mithilfe von Pearson-Korrelationen die Zusammenhänge zwischen Wissen, Verhalten und Barrieren untersucht. Anschließend wurde eine lineare Regression durchgeführt, um den Einfluss des Wissens und der Barrieren auf das selbstberichtete Fußpflegeverhalten zu untersuchen. Um diese Zusammenhänge noch weiter vertiefend zu analysieren, wurde eine zweifaktorielle Varianzanalyse durchgeführt, um zu untersuchen, inwieweit der Einfluss des Wissens auf das Verhalten unabhängig von den wahrgenommenen Barrieren und Einbeziehung weiterer Kovariaten wie Alter und Geschlecht ist. Dazu wurde eine Varianzanalyse mit dem NAFF-Summenscore (Fußpflegeverhalten) als abhängiger Variablen und den dichotomisierten Summenscores des Wissens und der Barrieren als feste Faktoren durchgeführt. Weitere Analysen unter Hinzunahme von Kovariaten wie Alter und Geschlecht erfolgten, um für den Einfluss dieser Variablen zu adjustieren. Diese Kovariaten wurden in weiteren zweifaktoriellen Analysen mit Wissen und jeweils einem weiteren festen Faktor ebenfalls berücksichtigt, um auch hier die Unabhängigkeit des Effekts des Wissens auf das Verhalten zu überprüfen (Interaktionseffekte).

---

[4] Der Summenscore zum Verhalten ist demnach normalverteilt (K-S: .036, p=.200), die Summenscores zu Wissen (K-S: .153, p<.001) und Barrieren (K-S: .164, p<.001) nicht. Da damit die im Sinne der Hauptfragestellung 5.b. abhängige Variable diese Voraussetzung erfüllt und die Summenscores zum Wissen und zu den Barrieren bei den unten genannten Varianzanalysen als trichotomisierte Variablen modelliert wurden, wurde auf die Anwendung nicht-linearer Verfahren verzichtet (auch angesichts der Robustheit der eingesetzten hypothesentestenden Verfahren; vgl. (72)).

Um die sechste Forschungsfrage zu beantworten, wurde neben Häufigkeitsanalysen und Kreuztabellen zum Wunsch nach und gewünschtem Format der Informationen eine logistische Regression durchgeführt, die den Einfluss des Wissens, der wahrgenommenen Barrieren und des Verhaltens auf das Informationsbedürfnis der Patienten untersuchen sollte. Zusätzlich wurden kreuztabellarische Analysen mit Breslow-Day-Tests durchgeführt (73), um Unterschiede im Zusammenhang zwischen Barrieren und Informationsbedürfnis nach Wissen zu untersuchen.

Im folgenden Ergebnisteil werden die zu den jeweiligen Ergebnissen führenden Analysen nochmals detailliert beschrieben.

3. Ergebnisse

Nach einer detaillierten Stichprobenbeschreibung werden der Analyseschwerpunkt „Wissen, Barrieren und Verhalten" und die dazu gehörigen Ergebnisse vorgestellt. Zusätzlich werden die Ergebnisse zum Zusammenhang zwischen Wissen, Barrieren und Verhalten und dem Informationswunsch der Patienten zum DFS dargestellt. Dabei werden auch die zur Beantwortung der Forschungsfragen gewählten statistischen Analyseverfahren nochmals dargestellt. Nummerische Werte werden im Rahmen der Ergebnisdarstellung in der Regel mit einer Nachkommastelle angegeben und sind gegebenenfalls gerundet.

3.1 Stichprobenbeschreibung

Tabelle 8 beschreibt die Analysestichprobe der 473 Personen, die an der Studie teilnahmen und von denen 150 Personen ein DFS hatten (31,7%). Wie bereits in Abschnitt 2.4 erwähnt, spiegelt dieser Prozentsatz aufgrund der festgelegten Einschlusskriterien und Stichprobenziehung (die ersten 50 Patienten ohne DFS und alle Patienten mit DFS im jeweiligen Erhebungszeitraum von zwei Wochen) nicht die Prävalenz von Fußpatienten in den teilnehmenden Praxen wider, sondern die Häufigkeit in der Analysestichprobe.

Insgesamt nahmen mehr Männer (n=286) als Frauen (38,4%) an der Befragung teil. In der Gruppe der Patienten mit DFS sind 72,1% männlich (n=106), während der Anteil der Frauen in der Patientengruppe ohne DFS 43,2% war (n=137).

Das durchschnittliche Alter der teilnehmenden Patienten lag bei 63,8 Jahren. Patienten mit DFS waren mit einem Alter von 65,7 Jahren durchschnittlich 2,8 Jahre älter als die Patienten ohne DFS. Der jüngste Patient mit DFS war 38 Jahre und der älteste 93 Jahre alt, während der jüngste Patient ohne DFS ein Alter von 18 Jahren und der älteste Patient in dieser Gruppe ein Alter von 91 Jahren angab.

In der Gesamtstichprobe war die Altersgruppe der 60- bis 69-Jährigen mit 33,3% (n=153) und in der Patientengruppe ohne DFS mit 33,7% (n=109) am häufigsten vertreten. In der Patientengruppe mit DFS war die Gruppe der 70- bis 79-Jährigen mit 34,7% (n=51) am häufigsten vertreten.

Die angegebene höchste Schulbildung der meisten Patienten (n=183) ist mit 40,2% der Haupt- bzw. Volksschulabschluss. Ähnlich sieht es in den Patientengruppen mit DFS (49,3%, n=70) und ohne DFS (36,1%, n=113) aus. Bei den Patienten ohne DFS haben insgesamt 32,6% ein (Fach-)Abitur oder einen (Fach-)Hochschulabschluss (n=102). Bei den Patienten mit DFS sind dies 25,4% (n=36).

In der Patientengruppe mit DFS (n=150) wurde bei 61,3% die Wagner-Klassifikation 0 (keine Läsionen, ggf. Fußdeformationen oder Zellulitis) durch das den Fragebogen ausgebende medizinische Praxisteam angegeben. Bei elf Personen (7,3%) wurde die Wagner-Klassifikation 3 angegeben (tiefes Ulkus mit Abszedierung, Osteomyelitis, Infektion der Gelenkkapsel).

Einem Anteil von 25,7% der Patienten (n=35) war ihr DFS bekannt. Bei den Patienten ohne DFS gaben 135 Personen (43,8%) an, ein DFS zu haben.

Tabelle 8 Stichprobenbeschreibung nach soziodemografischen und diabetesbezogenen Angaben

Kriterien		Gesamt (n=473)		Mit DFS (n=150, 31,7%)		ohne DFS (n=323, 68,3%)	
		Anzahl (n)	Prozent (%)	Anzahl (n)	Prozent (%)	Anzahl (n)	Prozent (%)
Geschlecht	Frauen	178	38,4	41	27,9	137	43,2
	Männer	286	61,6	106	72,1	180	56,8
Alter	bis 50	49	10,7	8	5,5	41	13,1
	50 bis 59	101	22	35	23,8	66	21,1
	60 bis 69	153	33,3	44	29,9	109	33,7
	70 bis 79	129	28	51	34,7	78	24,1
	80 +	28	6,1	9	6,1	19	5,9
Altersdurchschnitt	Mittelwert (in Jahren)		63,8		65,7		62,9
Schulbildung	Haupt-/ Volksschule	183	40,2	70	49,3	113	36,1
	Realschule/ mittlere Reife	119	26,2	31	21,8	88	28,1
	(Fach-)Abitur	62	13,6	14	9,9	48	15,3
	(Fach-)Hochschule	76	16,7	22	15,5	54	17,3
	sonstiger Abschluss	8	1,8	5	3,5	3	1
	kein Abschluss	7	1,5	0	0	7	2,2
davon	Wagner-K. 0	/	/	92	61,3	/	/
	Wagner-K. 1	/	/	27	18	/	/
	Wagner-K. 2	/	/	20	13,3	/	/
	Wagner-K. 3	/	/	11	7,3	/	/
DFS bekannt	ja	236	53,2	101	74,3	135	43,8
	nein	208	46,8	35	25,7	173	56,2
Diabetesdauer	<5	92	20,5	21	15,3	71	22,8
	5 bis 10	131	29,2	32	23,4	99	31,7
	10 bis 15	115	25,6	39	28,5	76	24,4
	>15	111	24,7	45	32,8	66	21,2
Partner im Haushalt	ja	322	69,8	98	67,6	224	70,9
	nein	139	30,2	47	32,4	92	29,1
Berufserfahrung im Gesundheitswesen	ja	59	12,8	18	12,4	41	13
	nein	401	87,2	127	87,6	274	87

Insgesamt gaben 49,7% der Gesamtstichprobe eine Diabetesdauer von bis zu 10 Jahren an (n=223). In der Patientengruppe mit DFS waren dies 53 Personen (38,7%) und in der Patientengruppe ohne DFS 170 Personen (54,5%). Sowohl in der Gesamtstichprobe (69,8%, n=322) als auch in den Patientengruppen mit DFS (67,6%, n=98) und ohne DFS (70,9%, n=224) leben ungefähr zwei Drittel der Befragten mit einem Partner in einem gemeinsamen Haushalt. Medizinisch vorgebildet im Sinne einer Berufserfahrung im Gesundheitswesen sind in der Gesamtstichprobe 12,8% (n=59), in der Patientengruppe mit DFS 12,4% (n=18) und in der Patientengruppe ohne DFS 13% (n=41).

3.2 Wissen, Barrieren und Verhalten in Abhängigkeit von soziodemografischen und diabetesbezogenen Angaben

In Tabelle 9 sind die Mittelwerte, Mediane und Standardabweichungen der Summenscores zum Fußpflegewissen, den wahrgenommenen Barrieren und dem Fußpflegeverhalten nach soziodemografischen und diabetesbezogenen Angaben aufgeführt (Forschungsfrage 1., vgl. Abschnitt 1.4; Unterschiede nach objektivem DFS-Status im Sinne der zentralen Forschungsfragen 2. bis 4. werden in den folgenden Abschnitten 3.3.1 bis 3.3.3 berichtet).

Statistisch signifikante Unterschiede zeigten sich zwischen den Altersgruppen sowohl hinsichtlich des Wissens (p=.004) als auch des Verhaltens (p=.002): jüngere Patienten wussten weniger und verhielten sich weniger leitliniengerecht. Da die Gruppe der Personen unter 65 Jahren prozentual in etwa der der Gruppe der Menschen mit einem Alter von 65 Jahren oder älter entsprach, wurden diese Altersgruppen ebenfalls verglichen. Ein Mittelwertvergleich zwischen den Altersgruppen der unter 65-Jährigen (n=187) und der 65-jährigen und älteren Patienten (n=146) zeigte keinen signifikanten Unterschied im Wissen zwischen diesen Altersgruppen (p=.076).

Hinsichtlich des Wissens (p=.039) und Verhaltens (p<.001) existierten Unterschiede nach Diabetesdauer: Patienten mit einer geringeren Diabetesdauer wussten weniger und verhielten sich weniger leitliniengerecht. Auch der Mittelwertvergleich zwischen den Patienten mit einer Diabetesdauer bis zu zehn Jahren (n=164, M=10) und einer Diabetesdauer von mehr als zehn Jahren (n=168, M =10,5) ergab einen signifikanten Unterschied (p=.025).

Hinsichtlich des Wissens hatten Patienten, denen ihr DFS bekannt war, einen höheren Mittelwert im Summenscore als Patienten, bei denen dies nicht der Fall war (M=10,6, vs. M=9,8, p<.001; n=177 vs. n=149). Die Patientengruppe mit einem subjektiv bekannten DFS wies also mehr Wissen als die Patientengruppe ohne ein bekanntes DFS auf. Mittelwertvergleiche für die Unterschiede in den wahrgenommenen Barrieren für die Patientengruppe mit einem bekannten DFS (n=187) mit durchschnittlich 2,8 wahrgenommenen Barrieren und ohne subjektiv bekanntes DFS (n=164) mit durchschnittlich 2 wahrgenommenen Barrieren waren signifikant (p=.002). Hinsichtlich des Verhaltens zeigen sich signifikante Unterschiede bei der Aufteilung der Patienten in ein subjektiv bekanntes DFS (n=181, M=57,8) vs. unbekanntes DFS (n=164, M=54) (p<.001). Dies bedeutet, dass sich die Patienten mit einem subjektiv empfundenen DFS eher entsprechend der Leitlinien zum Umgang mit den Füßen von Menschen mit Diabetes verhalten.

Weiterhin unterschied sich die Patientengruppe mit einem Haupt- oder Volksschulabschluss (n=134, M=2,7) hinsichtlich der Barrieren signifikant von der Patientengruppe mit einem (Fach-) Hochschulabschluss (n=68, M=2, p=.037). Auch der Mittelwertvergleich zwischen dem Wissen der unterschiedlichen Schulabschlüsse war signifikant (p=.042).

Tabelle 9   Mittelwerte, Standardabweichungen und p-Werte zu den Summenscores Wissen, Barrieren und Verhalten nach soziodemografischen und diabetesbezogenen Angaben

		n (%)	Wissen			Barrieren			NAFF		
			M	SD	P	M	SD	p	M	SD	p
Geschlecht	Frauen	178 (38,4)	10,3	1,8	.787	2,3	2,2	.263	55,6	7,2	.304
	Männer	286 (61,6)	10,2	2,0		2,6	2,3		56,4	7,4	
Alter (in Jahren)	bis 50	49 (10,7)	9,1	2,0	.004	2,5	2,4	.623	52,1	7,4	.002
	50 bis 59	101 (22)	10,3	1,9		2,6	2,3		56,2	7,7	
	60 bis 69	153 (33,3)	10,4	1,9		2,5	2,3		56,4	7,1	
	70 bis 79	129 (28)	10,5	2,0		2,3	2,2		57,5	6,8	
	80+	28 (6,1)	10,0	1,9		1,6	1,9		55,9	7,0	
Schulbildung (höchster Abschluss)	Haupt-/Volks.	183 (40,2)	10,4	1,8	.042	2,7	2,3	.117	56,2	7,2	.803
	Real/mit. Reife	119 (26,2)	10,3	2,1		2,3	2,5		56,6	7,1	
	(Fach-)Abitur	62 (13,6)	10,0	1,9		2,4	1,9		56,3	7,3	
	(Fach-)Hochsch.	76 (16,7)	10,4	1,6		2,0	2,1		54,9	8,0	
	sonstiger Abschluss	8 (1,8)	7,8	3,3		1,7	2,6		54,9	8,4	
	kein Abschluss	7 (1,5)	11,0	0,0		4,4	3,1		55,9	6,0	
DFS (subjektiv bekannt)	ja	236 (53,2)	10,6	1,8	<.001	2,8	2,2	.002	57,8	7,2	<.001
	nein	208 (46,8)	9,8	2,0		2,0	2,2		54,0	6,8	
Diabetesdauer (in Jahren)	<5	92 (20,5)	9,7	2,1	.039	2,3	2,1	.624	55,1	6,8	<.001
	5 bis 10	131 (29,2)	10,2	2,0		2,6	2,4		54,3	7,6	
	10 bis 15	115 (25,6)	10,3	1,9		2,5	2,4		56,2	6,8	
	>15	111 (24,7)	10,7	1,7		2,2	2,1		58,8	6,6	
Partner im Haushalt	ja	322 (69,8)	10,2	2,0	.262	2,4	2,3	.510	55,7	7,5	.091
	nein	139 (30,2)	10,4	1,9		2,5	2,2		57,1	6,5	
Berufserfahrung im Gesundheitswesen	ja	59 (12,8)	10,2	1,6	.927	2,7	2,5	.430	56,8	7,5	.543
	nein	401 (87,2)	10,2	2,0		2,4	2,2		56,0	7,3	

3.3 Wissen, Barrieren und Verhalten in Abhängigkeit vom DFS-Status

In den folgenden Abschnitten *3.3.1 Ausmaß des und Defizite im Fußpflegewissen nach DFS-Status* bis *3.3.3 Selbstberichtetes Fußpflegeverhalten der Patienten nach DFS-Status im Vergleich* werden die Unterschiede im Wissen, in den wahrgenommenen Barrieren und im Fußpflegeverhalten und eventuell existierende Defizite in den Parametern in Abhängigkeit vom DFS-Status der Patienten dargestellt.

3.3.1 Ausmaß des und Defizite im Fußpflegewissen nach DFS-Status

Um zu beantworten, welches Wissen zum indizierten Hygiene- und Fußpflegeverhalten bei Menschen mit und ohne DFS existiert (Forschungsfrage 2.a.), wurde der Mittelwert des Summenscores berechnet. Er lag bei 10,2 Punkten für die gesamte Studienpopulation (n=342). Ein Mittelwertvergleich mittels T-Test zeigte, dass die Gruppe der Patienten mit DFS (n=115) mit einem Mittelwert von 10,9 ein signifikant höheres Wissen aufwies als die Patientengruppe ohne DFS (n=227) mit einem Mittelwert von 9,9 Punkten (p<.001; vgl. Abbildung 2).

Um die Ergebnisse hinsichtlich der Defizite (Forschungsfrage 2.b.) darzustellen, wurde eine Kreuztabelle zu den Wissensitems der Patienten mit und ohne DFS erstellt. Wie Tabelle 10 zeigt, war das Wissen zu folgenden Items in der Patientengruppe mit DFS signifikant höher als in der Vergleichsgruppe der Patienten ohne DFS:

- Tägliches Eincremen der Füße ist korrekt;
- Kleine Wunden selbst behandeln ist nicht korrekt;
- Der Besuch der Fußpflege ist korrekt;
- Der Gebrauch eines Nagelknipsers ist nicht korrekt;
- Der Gebrauch einer Hornhautraspel ist nicht korrekt;
- Barfußlaufen ist nicht korrekt;
- Kleine Veränderungen dem Arzt zeigen ist korrekt.

Das Item „regelmäßige Desinfektion der Füße" schätzten signifikant mehr Patienten ohne DFS richtigerweise als falsch ein.

Es ergaben sich gemeinsame Defizite der Patientengruppen mit und ohne DFS im Wissen (über 25% falsche Antworten) insbesondere in den Bereichen der regelmäßigen Desinfektion der Füße, des täglichen Fußbads, der Selbstbehandlung kleiner Wunden und des Gebrauchs eines Nagelknipsers oder einer Hornhautraspel. Patienten ohne DFS wiesen daneben noch Defizite im Bereich des Barfuß Laufens und der täglichen Reinigung mit einem feuchten Lappen auf (Tabelle 11).

Abbildung 2 Mittelwertvergleich zum Wissen nach objektivem DFS-Status

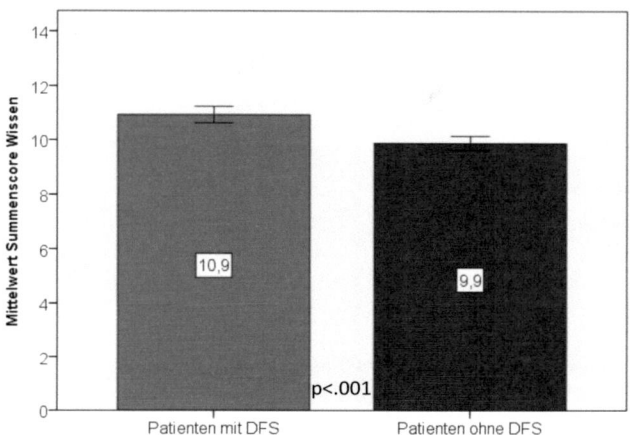

Tabelle 10 Unterschiede hinsichtlich der richtigen Antworten der Patientengruppe mit und ohne DFS bei den Items zum Wissen

Richtige Antwort	Häufigkeit (%)	Fehlend (%)	Anzahl mit DFS (%)	Anzahl ohne DFS (%)	p-Wert
W.a. Tägliche Reinigung mit Waschlappen	344 (75,9)	20 (4,2)	119 (81,5)	225 (73,3)	,060
W.b. tägliches Ansehen Füße	424 (92,2)	13 (2,7)	139 (93,9)	285 (91,3)	,457
W.c. tägliches Eincremen Füße	389 (85,9)	20 (4,2)	**136 (93,2)**	253 (82,4)	**,002**
W.d. keine engen Schuhe tragen	446 (96,3)	10 (2,1)	147 (98)	299 (95,5)	,290
W.e. kleine Wunden selbst behandeln	188 (41,5)	20 (4,2)	**81 (54,7)**	107 (35,1)	**<,001**
W.f. Besuch der Fußpflege	414 (91,4)	20 (4,2)	**141 (95,3)**	273 (89,5)	**,049**
W.g. Entlastung betroffener Fuß	391 (90,9)	43 (9,1)	134 (93,7)	257 (89,5)	,212
W.h. tägliches Fußbad	199 (45,3)	34 (7,2)	70 (49,3)	129 (43,4)	,261
W.i. Gebrauch Nagelknipser	213 (48)	29 (6,1)	**83 (58)**	130 (43,2)	**,004**
W.j. Gebrauch Hornhautraspel	250 (55,2)	20 (4,2)	**92 (62,2)**	158 (51,8)	**,044**
W.k. täglich Schuhe überprüfen	400 (89,9)	28 (5,9)	130 (91,5)	270 (89,1)	,502
W.l. Barfuß laufen	247 (54,6)	21 (4,4)	**110 (78,6)**	137 (43,9)	**<,001**
W.m. Füße regelmäßig desinfizieren	212 (48,4)	35 (7,2)	46 (33,1)	**166 (55,5)**	**<,001**
W.n. Veränderungen Arzt zeigen	441 (97,1)	19 (4)	**141 (100)**	300 (95,8)	**,012**

Anmerkung: Da die erwartete Häufigkeit in einer Zelle der Variablen <5 war, werden als p-Wert dort die exakten zweiseitigen Signifikanzen nach dem Fisher-Yates-Test angegeben.

Tabelle 11 Defizitäres Wissen (über 25% falsche Antworten) bei den Patientengruppen mit und ohne DFS

Patientengruppe mit DFS			Patientengruppe ohne DFS		
Falsche Antwort	n	Anzahl (%)	Falsche Antwort	n	Anzahl (%)
W.m. Regelmäßige Desinfektion	139	93 (66,9)	W.e. Wunden selbst behandeln	305	198 (64,9)
W.h. Tägliches Fußbad	142	72 (50,7)	W.i. Gebrauch Nagelknipser	301	171 (56,8)
W.e. Wunden selbst behandeln	148	67 (45,3)	W.h. Tägliches Fußbad	297	168 (56,6)
W.i. Gebrauch Nagelknipser	143	60 (42)	W.l. Barfuß laufen	312	175 (56,1)
W.j. Gebrauch Hornhautraspel	148	56 (37,8)	W.j. Gebrauch Hornhautraspel	305	147 (48,2)
			W.m. Regelmäßige Desinfektion	299	133 (44,5)
			W.a. Tägl. Reinigung mit Lappen	307	82 (26,2)

In beiden Gruppen existierte ein ausgeprägtes Wissen (über 75% richtige Antworten) in den Bereichen der Arztkonsultation bei Veränderungen an den Füßen, des Nichttragens enger Schuhe, des Besuchs der Fußpflege, des täglichen Ansehens der Füße, der Entlastung des betroffenen Fußes, des täglichen Eincremens der Füße und der täglichen Überprüfung der Schuhe. Die Patienten mit DFS wiesen im Unterschied zu den Patienten ohne DFS zusätzlich hinsichtlich des Barfuß Laufens und der täglichen Reinigung der Füße ein gutes Wissen auf (Tabelle 12).

3.3.2 Quantität und Art der wahrgenommenen Barrieren nach DFS-Status

Wie bereits in Abschnitt 2.6.2 beschrieben, wurde zunächst ein Summenscore der Barrierevariablen gebildet. Dieser Summenscore erstreckte sich über eine Skalenbreite von null bis neun Punkten. Die Patienten gaben insgesamt einen Mittelwert von 2,5 wahrgenommenen Barrieren an (n=363).

Zur Beantwortung, welche Barrieren besonders die Pflege der Füße erschweren (Forschungsfrage 3.a.), wurde zunächst mithilfe eines T-Tests ein Mittelwertvergleich der Patientengruppen mit und ohne DFS hinsichtlich der durch sie wahrgenommenen Barrieren durchgeführt (Abbildung 3). In der Patientengruppe mit DFS lag der Mittelwert des Summenscores zu den Barrieren bei 2,9 Punkten (n=118),

Tabelle 12 Gutes Wissen (über 75% richtige Antworten) bei den Patientengruppen mit und ohne DFS

Patientengruppe mit DFS			Patientengruppe ohne DFS		
Richtige Antwort	n	Anzahl (%)	Richtige Antwort	n	Anzahl (%)
W.n. Veränderungen Arzt zeigen	141	141 (100)	W.n. Veränderungen Arzt zeigen	313	300 (95,8)
W.d. keine engen Schuhe	150	147 (98)	W.d. keine engen Schuhe	313	299 (95,5)
W.f. Besuch der Fußpflege	148	141 (95,3)	W.b. tägl. Ansehen der Füße	312	285 (91,3)
W.b. tägl. Ansehen der Füße	148	139 (93,9)	W.f. Besuch der Fußpflege	305	273 (89,5)
W.g. Entlastung betroffener Fuß	143	134 (93,7)	W.g. Entlastung betroffener Fuß	287	257 (89,1)
W.c. tägl. Füße eincremen	146	136 (93,2)	W.k. tägl. Schuhe überprüfen	303	270 (89,1)
W.k. tägl. Schuhe überprüfen	142	130 (91,5)	W.c. tägl. Füße eincremen	307	253 (82,4)
W.a. tägl. Reinigung mit Lappen	146	119 (81,5)			
W.e. barfuß laufen	140	110 (78,6)			

Abbildung 3 Mittelwertvergleich für die wahrgenommenen Barrieren nach DFS-Status

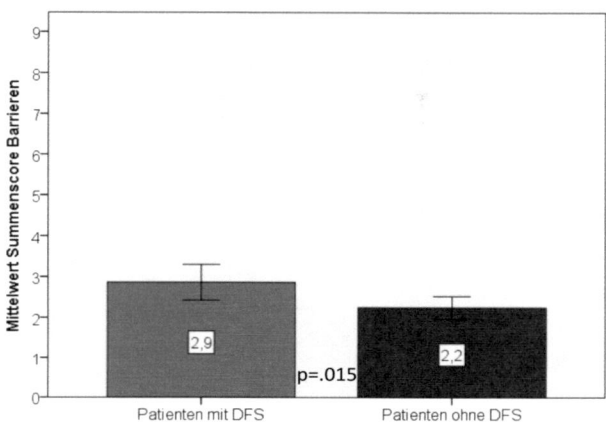

bei der Patientengruppe ohne DFS bei 2,2 Punkten (n=245). Die Patienten mit DFS nahmen signifikant mehr Barrieren in der Gesunderhaltung ihrer Füße wahr als die Patienten ohne DFS (p=.015).

Betrachtet man nun die Unterschiede auf Itemebene je nach Patientengruppen mit und ohne DFS, so zeigt sich, dass die Patienten mit DFS signifikant häufiger die Barrieren „B.e. Eingeschränkte/ fehlende Wahrnehmung" (p.=003), „B.h. Beeinträchtigung des alltäglichen Lebens durch Entlastung des betroffenen Fußes" (p<.001) und „B.i. Eingeschränkte Beweglichkeit erschwert Fußpflege" (p<.001) angaben (Tabelle 13).

Innerhalb der gesamten Studienpopulation waren die drei am häufigsten wahrgenommen Barrieren (Forschungsfrage 3.b.) „B.d. Hohe Kosten für bequeme Schuhe", die von 168 von 414 Patienten (40,6%) genannt wurde, die Barriere „B.b. Kein/ungeeignetes Informationsmaterial", die von 152 von 399 Patienten (38,1%) genannt wurde, und die Barriere „B.i. Eingeschränkte Beweglichkeit erschwert Fußpflege", die von 136 von 409 Patienten (33,3%) genannt wurde.

Die drei Barrieren, die am seltensten wahrgenommen wurden, waren „B.f. Keine Zeit für Extrapflege der Füße", mit 49 von 408 Patienten (12%), „B.g. Keine Zeit um jede Wunde Arzt zu zeigen" mit 84 von 410 Patienten (20,5%), und „B.h. Beeinträchtigung des alltäglichen Lebens durch Entlastung des betroffenen Fußes" mit 104 von 405 Patienten (25,7%).

Tabelle 13   Unterschiede hinsichtlich der wahrgenommenen Barrieren bei Patienten mit und ohne DFS

Wahrgenommene Barriere	Häufigkeit (%)	Fehlend (%)	Pat. mit DFS (%)	Pat ohne DFS (%)	p-Wert
B.a. Widersprüchliche Empfehlungen	121 (30,4)	75 (15,9)	35 (26,9)	86 (32,1)	.293
B.b. Kein/ungeeignetes Informationsmaterial	152 (38,1)	74 (15,6)	49 (37,5)	103 (38,4)	.843
B.c. Hohe Kosten für geeignete Fußpflegemittel	106 (26,2)	68 (14,4)	37 (27,6)	69 (25,5)	.643
B.d. Hohe Kosten für bequeme Schuhe	168 (40,6)	59 (12,5)	62 (45,9)	106 (38)	.123
B.e. Eingeschränkte/ fehlende Wahrnehmung	135 (33,8)	73 (15,4)	**57 (43,9)**	78 (28,9)	**.003**
B.f. Keine Zeit für Extrapflege der Füße	49 (12)	65 (13,2)	14 (10,9)	35 (12,5)	.625
B.g. Keine Zeit um jede Wunde Arzt zu zeigen	84 (20,5)	63 (13,3)	30 (22,2)	54 (19,6)	.542
B.h. Beeinträchtigung des alltäglichen Lebens durch Entlastung des betroffenen Fußes	104 (25,7)	68 (14,4)	**52 (39,1)**	52 (19,1)	**<.001**
B.i. Eingeschränkte Beweglichkeit erschwert Fußpflege	136 (33,3)	64 (13,5)	**60 (45,1)**	76 (27,5)	**<.001**

3.3.3 Fußpflegeverhalten der Patienten nach DFS-Status

Wie im Abschnitt 2.6.3 beschrieben, wurde zur Interpretation der Verhaltensitems in ihrer Gesamtheit ein Summenscore gebildet. Dieser bildete die Grundlage für die folgenden Analysen und besitzt eine Skalenbereite von 0 bis 87 Punkten. Der Mittelwert für alle Patienten lag bei 56,1 Punkten (n=357).

Um den Unterschied im selbstberichteten Fußpflegeverhalten zwischen den Patienten mit versus ohne DFS darstellen zu können (Forschungsfrage 4.a.), wurde mithilfe eines T-Tests ein Mittelwertvergleich durchgeführt. In der Patientengruppe mit DFS lag der Mittelwert des Summenscores bei 60 (n=108), bei der Patientengruppe ohne DFS (n=249) bei 54,4 Punkten (Abbildung 4). Dieser Unterschied war mit p<.001 signifikant.

Die Analyse der Ergebnisse in Form von Kreuztabellen für die Patientengruppen mit und ohne DFS zeigte insbesondere Unterschiede und Defizite (Forschungsfrage 4.b.) bei folgenden Verhaltensweisen:

- „V.1. Untersuchen Sie Ihre Füße?"
- „V.2. Kontrollieren Sie Ihre Schuhe vor dem Anziehen?"
- „V.3. Kontrollieren Sie Ihre Schuhe nach dem Ausziehen?"
- „V.5. Kontrollieren Sie, ob Ihre Füße trocken sind, wenn Sie sie gewaschen haben?"
- „V.7a. Benutzen Sie eine Feuchtigkeitspflege für Ihre Füße?"
- „V.13. Tragen Sie spitz zulaufende Schuhe?"
- „V.14. Tragen Sie Flipflops?"
- „V.18. Tragen Sie Schuhe auch ohne Socken/Strümpfe/Strumpfhosen?"
- „V.20. Laufen Sie barfuß im Haus?"
- „V.21. Laufen Sie draußen barfuß?"
- „V.24. Legen Sie Ihre Füße auf die Heizung?", und
- „V.28. Legen Sie einen trockenen Verband an, wenn Sie eine Schürf-/Schnitt-/Brandwunde haben?" (vgl. Tabelle 14).

Hier entsprach das Verhalten der Patienten mit DFS eher dem des in den Leitlinien vorgegebenen Verhaltens (p<.05). Signifikant weniger leitliniengerecht verhielten sich die Patienten ohne DFS bei den abgefragten Verhaltensweisen

- „V.9. Tragen Sie Sandalen?"
- „V.11. Tragen Sie Turnschuhe?"
- „V.12. Tragen Sie Schnürschuhe?"
- und „V.25. Benutzen Sie ein Badethermometer?" (p=<.05).

Abbildung 4 Mittelwertvergleich zum Verhalten nach DFS-Status

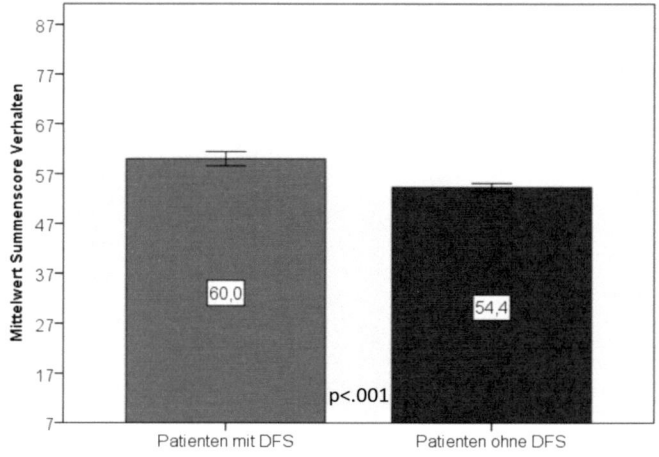

Tabelle 14 Unterschiede hinsichtlich des leitliniengerechteren Fußpflegeverhaltens der Patientengruppe mit und ohne DFS bei den Items zu Verhalten

Variable	Ausprägung	Häufigkeit (%)	Fehlend (%)	Pat. mit DFS (%)	Pat. ohne DFS (%)	p-Wert
V.1. Untersuchen Sie Ihre Füße?	Öfter als 1x täglich	19 (4,1)	14 (3)	7 (4,9)	12 (3,8)	<,001
	1x täglich	204 (44,4)		**89 (61,8)**	115 (36,5)	
	4-6 x in der Woche	109 (23,7)		29 (20,1)	80 (25,4)	
	1x in der Woche o. seltener	127 (27,7)		19 (13,2)	108 (34,3)	
V.2. Kontrollieren Sie Ihre Schuhe vor dem Anziehen?	Häufig	180 (39,1)	13 (2,7)	**79 (54,9)**	101 (32)	<,001
	Manchmal	179 (38,9)		44 (30,6)	135 (42,7)	
	Selten	75 (16,3)		15 (10,4)	60 (19)	
	Nie	26 (5,7)		4 (4,2)	20 (6,3)	
V.3. Kontrollieren Sie Ihre Schuhe nach dem Ausziehen?	Häufig	54 (11,8)	15 (3,2)	**29 (20,1)**	25 (8)	<,001
	Manchmal	159 (34,7)		59 (41)	100 (31,8)	
	Selten	144 (31,4)		37 (25,7)	107 (34,1)	
	Nie	101 (22,1)		19 (13,2)	82 (26,1)	
V.4. Waschen Sie Ihre Füße?	Öfter als 1x täglich	22 (4,8)	11 (2,3)	5 (3,4)	17 (5,4)	,415
	1x täglich	286 (61,9)		95 (65,5)	191 (60,3)	
	A. d. meisten Tagen d. Woche	103 (22,3)		27 (18,6)	76 (24)	
	An ein paar Tagen d. Woche	51 (11)		18 (12,4)	33 (10,4)	
V.5. Kontrollieren Sie, ob Ihre Füße trocken sind, wenn Sie sie gewaschen haben?	Häufig	323 (69,8)	10 (2,1)	**112 (76,7)**	211 (66,6)	,016
	Manchmal	95 (20,5)		29 (19,9)	66 (20,8)	
	Selten	33 (7,1)		4 (2,7)	29 (9,1)	
	Nie	12 (2,6)		1 (0,7)	11 (3,5)	
V.6. Trocknen Sie ihre Füße zwischen den Zehen ab?	Immer	364 (78,1)	7 (1,5)	123 (82,6)	241 (76)	,322
	Öfters	59 (12,7)		17 (11,4)	42 (13,2)	
	Manchmal	25 (5,4)		6 (4)	19 (6)	
	Selten/nie	18 (3,9)		3 (2)	15 (4,7)	
V.7a. Benutzen Sie eine Feuchtigkeitspflege für Ihre Füße?	Täglich	179 (38,5)	8 (1,7)	**81 (54,7)**	98 (30,9)	<,001
	1x in der Woche	188 (40,4)		49 (33,1)	139 (43,8)	
	1x im Monat	23 (4,9)		5 (3,4)	18 (5,7)	
	Nie	75 (16,1)		13 (8,8)	62 (19,6)	
V.7b. Tragen Sie eine Feuchtigkeitspflege zwischen den Zehen auf?	Täglich	73 (15,7)	8 (1,7)	29 (19,6)	44 (13,9)	,021
	1x in der Woche	112 (24,1)		32 (21,6)	80 (25,2)	
	1,6 (ersetzt durch Mittelwert)	137 (26,9)		54 (36,5)	**83 (60,6)**	
	1x im Monat	18 (3,9)		5 (3,4)	13 (4,1)	
	Nie	125 (31,5)		28 (18,9)	97 (30,6)	
V.8. Werden Ihre Fußnägel geschnitten?	Ungefähr 1x in der Woche	82 (17,8)	12 (2,5)	18 (12,3)	64 (20,3)	,219
	Ungefähr 1x im Monat	322 (69,8)		109 (74,7)	213 (67,6)	
	Seltener als 1x im Monat	47 (10,2)		16 (11)	31 (9,8)	
	Nie	10 (2,2)		3 (2,1)	7 (2,2)	
V.9. Tragen Sie Sandalen?	Meistens	65 (14)	10 (2,1)	19 (13)	46 (14,5)	<,001
	Manchmal	205 (44,3)		52 (35,6)	**153 (48,3)**	
	Selten	73 (15,8)		18 (12,3)	55 (17,4)	
	Nie	120 (25,9)		57 (39)	63 (19,9)	
V.10. Tragen Sie Hausschuhe?	Meistens	295 (63,4)	8 (1,7)	86 (57,7)	209 (66,1)	,093
	Manchmal	74 (15,9)		27 (18,1)	47 (14,9)	
	Selten	43 (9,2)		12 (8,1)	31 (9,8)	
	Nie	53 (11,4)		24 (16,1)	29 (9,2)	
V.11. Tragen Sie Turnschuhe?	Meistens	44 (9,4)	6 (1,3)	9 (6)	35 (11)	<,001
	Manchmal	154 (33)		45 (30,2)	109 (34,3)	
	Selten	118 (25,3)		22 (14,8)	96 (30,2)	
	Nie	151 (32,3)		73 (49)	**78 (24,5)**	
V.12. Tragen Sie Schnürschuhe?	Meistens	189 (41,1)	13 (2,7)	51 (35,2)	138 (43,8)	,003
	Manchmal	132 (28,7)		40 (27,6)	92)29,2)	
	Selten	56 (12,2)		14 (9,7)	42 (13,3)	
	Nie	83 (18)		40 (27,6)	**43 (13,7)**	
V.13. Tragen Sie spitz zulaufende Schuhe?	Meistens	7 (1,5)	13 (2,7)	1 (0,7)	6 (1,9)	,013
	Manchmal	33 (7,2)		5 (3,5)	28 (8,9)	
	Selten	105 (22,8)		25 (17,4)	80 (25,3)	
	Nie	315 (68,5)		**113 (78,5)**	202 (63,9)	

Tabelle 14 *(Fortsetzung)*

Variable	Ausprägung	Häufigkeit (%)	Fehlend (%)	Pat. mit DFS (%)	Pat. ohne DFS (%)	p-Wert
V.14. Tragen Sie Flipflops?	Meistens	5 (1,1)	19 (4)	0 (0)	5 (1,6)	,012
	Manchmal	37 (8,1)		5 (3,5)	32 (10,3)	
	Selten	51 (11,2)		12 (8,5)	39 (12,5)	
	Nie	361 (79,5)		**125 (88)**	236 (75,6)	
V.15. Laufen Sie neue Schuhe allmählich ein?	Immer	148 (32,5)	18 (3,8)	57 (39,9)	91 (29,2)	,152
	Meistens	181 (39,8)		49 (34,3)	132 (42,3)	
	Manchmal	72 (15,8)		21 (14,7)	51 (16,3)	
	Selten /nie	54 (11,9)		16 (11,2)	38 (12,2)	
V.16. Tragen Sie Mikrofasersocken, zum Beispiel aus Nylon?	Meistens	28 (6,1)	15 (3,2)	8 (5,6)	20 (6,4)	,166
	Manchmal	59 (12,9)		20 (13,9)	39 (12,4)	
	Selten	105 (22,9)		24 (16,7)	81 (25,8)	
	Nie	266 (58,1)		92 (63,9)	174 (55,4)	
V.17. Tragen Sie nahtlose Socken/Strümpfe/ Strumpfhosen?	Häufig	259 (56,9)	18 (3,8)	92 (63,4)	167 (53,9)	,233
	Manchmal	74 (16,3)		18 (12,4)	56 (18,1)	
	Selten	49 (10,8)		13 (9)	36 (11,6)	
	Nie	73 (16)		22 (15,2)	51 (16,5)	
V.18. Tragen Sie Schuhe auch ohne Socken/ Strümpfe/ Strumpfhosen?	Häufig	38 (8,2)	10 (2,1)	7 (4,8)	31 (9,8)	<,001
	Manchmal	83 (17,9)		13 (8,9)	70 (22,1)	
	Selten	66 (14,3)		16 (11)	50 (15,8)	
	Nie	276 (59,6)		**110 (75,3)**	166 (52,4)	
V.19. Wechseln Sie Ihre Socken?	Öfter als 1x täglich	23 (5)	15 (3,2)	8 (5,5)	15 (4,8)	,198
	1x täglich	327 (71,4)		102 (70,3)	225 (71,9)	
	4-6x in der Woche	86 (18,8)		32 (22,1)	54 (17,3)	
	Seltener als 4x in der Woche	22 (4,8)		3 (2,1)	19 (6,1)	
V.20. Laufen Sie barfuß im Haus?	Häufig	92 (19,7)	6 (1,3)	16 (10,8)	76 (23,8)	<,001
	Manchmal	114 (24,4)		25 (16,9)	89 (27,9)	
	Selten	116 (24,8)		36 (24,3)	80 (25,1)	
	Nie	145 (31)		**71 (48)**	74 (23,2)	
V.21. Laufen Sie draußen barfuß?	Häufig	11 (2,4)	5 (1,1)	0 (0)	11 (3,4)	<,001
	Manchmal	57 (12,2)		5 (3,4)	52 (16,3)	
	Selten	99 (21,2)		16 8 (10,7)	83 (26)	
	Nie	301 (64,3)		**128 (85,9)**	173 (54,2)	
V.22. Benutzen Sie eine Wärmflasche im Bett?	Häufig	8 (1,7)	6 (1,3)	2 (1,3)	6 (1,9)	,071
	Manchmal	25 (5,4)		5 (3,4)	20 (6,3)	
	Selten	67 (14,3)		14 (9,4)	53 (16,7)	
	Nie	367 (78,6)		128 (85,9)	239 (75,2)	
V.23. Halten Sie Ihre Füße nah ans Feuer/den Kamin?	Häufig	2 (0,4)	5 (1,1)	0 (0)	2 (0,6)	,078
	Manchmal	9 (1,9)		4 (2,7)	5 (1,6)	
	Selten	35 (7,5)		5 (3,4)	30 (9,4)	
	Nie	422 (90,2)		139 (93,9)	283 (88,4)	
V.24. Legen Sie Ihre Füße auf die Heizung?	Häufig	0 (0)	4 (0,8)	0 (0)	0 (0)	,047
	Manchmal	8 (1,7)		0 (0)	8 (2,5)	
	Selten	34 (7,2)		7 (4,7)	27 (8,4)	
	Nie	427 (91)		**142 (95,3)**	285 (89,1)	
V.25. Benutzen Sie ein Badethermometer?	Häufig	18 (3,8)	5 (1,1)	11 (7,4)	7 (2,2)	,022
	Manchmal	23 (4,9)		10 (6,8)	13 (4,1)	
	Selten	53 (11,5)		17 (11,5)	36 (11,3)	
	Nie	374 (79,9)		110 (74,3)	**264 (82,5)**	
V.26. Benutzen Sie Hühneraugenmittel/-tinkturen/-pflaster, wenn Sie ein H. haben?	Häufig	7 (1,6)	23 (4,9)	4 (2,8)	3 (1)	,535
	Manchmal	39 (8,7)		13 (9,1)	26 (8,5)	
	Selten	48 (10,7)		15 (10,5)	33 (10,7)	
	Nie	356 (79,1)		111 (77,6)	245 (79,8)	
V.27. Legen Sie einen trockenen Verband an, wenn Sie eine Blase haben?	Häufig	46 (10,2)	22 (4,7)	21 (14,2)	25 (8,3)	,080
	Manchmal	102 (22,6)		39 (26,4)	63 (20,8)	
	Selten	113 (25,1)		33 (22,5)	80 (26,4)	
	Nie	190 (42,1)		55 (37,2)	135 (44,6)	
V.28. Legen Sie einen trockenen Verband an, wenn Sie eine Schürf-/ Schnitt-/Brandw. haben?	Häufig	70 (15,5)	20 (4,2)	**31 (21,4)**	39 (12,7)	,017
	Manchmal	137 (30,2)		45 (31)	92 (29,9)	
	Selten	128 (28,3)		29 (20)	28 (28,3)	
	Nie	118 (26)		40 (27,6)	78 (25,3)	

Anm.: Auch bei erwarteten Häufigkeiten <5 wurden Chi-Quadrat-Tests verwendet, um alle Ausprägungen einzubeziehen.

3.4 Zusammenhänge des Wissens und der wahrgenommenen Barrieren mit dem Fußpflegeverhalten

Um die zentrale Fragestellung der Arbeit nach den Zusammenhängen zwischen dem Wissen über leitliniengerechtes Fußpflegeverhalten und den wahrgenommenen Barrieren mit dem selbstberichteten Verhalten zu bearbeiten, wurden Varianzanalysen unter Einbeziehung möglicherweise moderierender Effekte in Abhängigkeit des objektiv vorliegenden DFS-Status durchgeführt.

3.4.1 Korrelationen zwischen Wissen, Barrieren und Verhalten

Um beantworten zu können, ob das Wissen über die indizierte Fußpflege und/oder die Quantität der wahrgenommenen Barrieren mit einem leitlinienkonformen Fußpflegeverhalten korrelieren (Forschungsfrage 5.a.), wurden zunächst Pearson-Korrelationen zwischen den Summenscores zum Wissen, zum Verhalten und zu den Barrieren berechnet. Danach zeigte sich ausschließlich zwischen den Summenscores zu Wissen und Verhalten ein signifikanter Zusammenhang (r=.359, p=<.001). Der Zusammenhang zwischen den Summenscores zu den Barrieren und dem Verhalten war nicht signifikant (r=.013, p=.837). Gleiches gilt für den Zusammenhang zwischen den Barrieren und dem Wissen (r=.073, p=.251). Bei der Überprüfung des Zusammenhangs getrennt für die Patientengruppen mit und ohne DFS ergab sich dasselbe Bild (Abbildung 5); auch hier wurde lediglich und unabhängig vom DFS-Status der Zusammenhang zwischen Wissen und Verhalten signifikant (mit DFS: r=.409, p<.001; ohne DFS: r=.245 p=.001). Es zeigten sich keine signifikanten Zusammenhänge zwischen den Barrieren und dem Verhalten (mit DFS: r=-.058, p=.614; ohne DFS: r=-.066, p=.393) und den Barrieren und dem Wissen (mit DFS: r=-.107, p=.351; ohne DFS: r=.075, p=.329) (Tabelle 15). Insgesamt war also das Wissen signifikant mit dem Verhalten assoziiert, während die wahrgenommenen Barrieren keinen Zusammenhang zum Wissen und zum Fußpflegeverhalten erkennen ließen.

Abbildung 5   Zusammenhänge zwischen Wissen und Verhalten für Patienten mit (a) und ohne (b) DFS

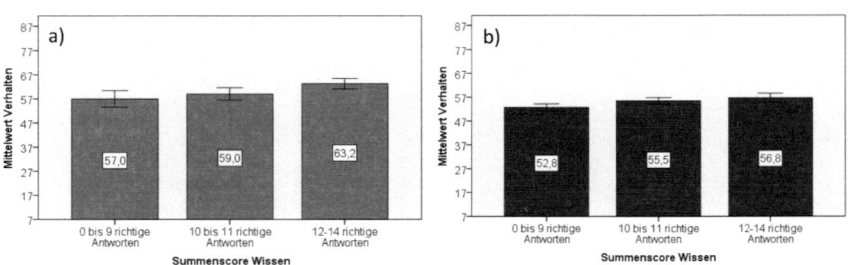

Tabelle 15   Korrelationen zwischen Wissen, Barrieren und Verhalten (Pearson-Koeffizienten)

	Gesamt		Patienten mit DFS		Patienten ohne DFS	
	Verhalten	Wissen	Verhalten	Wissen	Verhalten	Wissen
Wissen	.359*	-	.409*	-	.245**	-
Barrieren	.013	.073	-.058	-.107	-.066	.075
* p<.001, ** p=.001	$N_{listenweise}$=249		$N_{listenweise}$=78		$N_{listenweise}$=171	

3.4.2 Unterschiede im Verhalten nach Wissen und Barrieren

Um zu untersuchen, ob es größere Unterschiede im Verhalten gibt, wenn wenig (vs. viele) wahrgenommene Barrieren berichtet werden (Forschungsfrage 5.b.), wurde zunächst eine lineare Regression zwischen dem Verhalten als abhängiger und dem Wissen als unabhängiger Variable berechnet (Tabelle 16). Entsprechend der Korrelationen (s. Abschnitt 3.4.1) zeigte sich, dass es einen signifikanten Einfluss des Wissens auf das Verhalten gab (p=<.001). Durch das Wissen ließen sich 7,1% der Verhaltensvarianz erklären. Der Einfluss der wahrgenommenen Barrieren auf das Verhalten erbrachte keinen signifikanten Zusammenhang (p=.839), auch der Interaktionseffekt zwischen dem Wissen und den wahrgenommenen Barrieren wurde nicht signifikant (p=.804).

Zur detaillierten Darstellung des Zusammenhangs zwischen Wissen, Barrieren und Verhalten wurde eine zweifaktorielle Varianzanalyse mit der abhängigen Variablen „Verhalten" und den festen Faktoren „Wissen" und „Barrieren" durchgeführt (Dichotomisierungen; s. Abschnitt 2.6). Auch hierbei zeigte sich, dass der Einfluss des Wissens auf das Verhalten sowohl bei den Patienten mit eher wenig wahrgenommenen Barrieren (F=11,712, p=.001) als auch bei den Patienten mit mehr Barrieren (F=5,822, p=.017) signifikant war. Ein Einfluss der wahrgenommenen Barrieren auf die Umsetzung des Wissens in Verhalten war auch bei dieser Analyse nicht erkennbar (Abbildung 6.a).

Tabelle 17 zeigt die Zwischensubjekteffekte sowohl für die Varianzanalyse ohne wie auch mit der Hinzunahme von Kovariaten. Der Einfluss des Wissens auf das Verhalten unter Berücksichtigung der wahrgenommenen Barrieren bleibt auch unter der Hinzunahme der Kovariaten Alter, Geschlecht, objektiver DFS-Status, Schulabschluss (ohne „sonstiger" und „kein" Abschluss) und Diabetesdauer stabil (Abbildung 6.b), allerdings im Bereich stärkerer wahrgenommener Barrieren grenzwertig nicht mehr signifikant (F=2,719, p=.101). Lediglich für die Kovariaten objektiver DFS-Status und Diabetesdauer ergibt sich ein signifikanter Einfluss auf das Verhalten (Tabelle 17).

Tabelle 16   Ergebnisse der Regression des Verhaltens mit Wissen und Barrieren

Prädiktor	Regressions-Koeffizient B	Eta²	p
Wissen	1,406	,071	<.001
Barrieren	,205	,000	.839
Wissen x Barrieren	-,024	,000	.804

Abbildung 6 Einfluss des Wissens auf das Verhalten nach wahrgenommenen Barrieren a) ohne Kovariaten und b) mit den Kovariaten Alter, Geschlecht, DFS-Status, Schulabschluss und Diabetesdauer

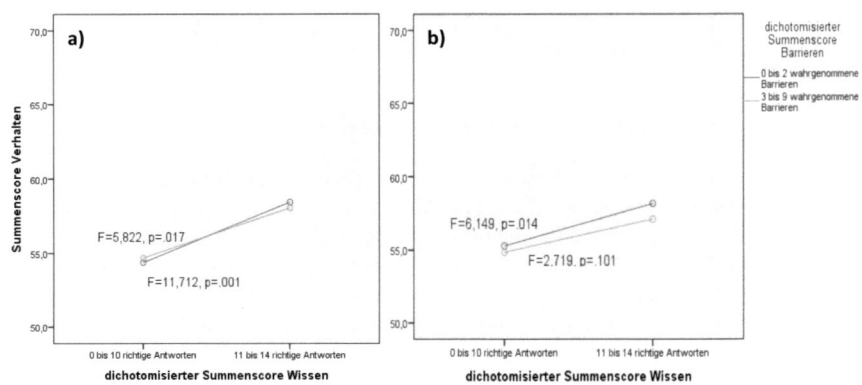

3.4.3 Unterschiede im Verhalten nach Wissen in Abhängigkeit von diabetesbezogenen und soziodemografischen Variablen

Unterschiede im Einfluss des Wissens auf das Verhalten wurden für verschiedene diabetesbezogene und soziodemografische Variablen überprüft (Forschungsfrage 5.c.). Wie Abbildung 7 und Tabelle 18 für die dichotomisierte Altersvariable als zusätzlichen festen Faktor verdeutlicht, war der Interaktionseffekt zwischen dem Wissen über Fußpflege und den Altersgruppen näherungsweise signifikant (p=.057). Besonders in der Subgruppe der älteren Patienten (≥65 Jahre) wirkte das Wissen auf das Ver-

Tabelle 17 Zweifaktorielle Varianzanalyse für den Einfluss des Wissens und der Barrieren auf das Verhalten ohne und mit Hinzunahme von Kovariaten

Varianzquelle	Ohne Kovariaten			Mit Kovariaten		
Zwischensubjekteffekte	*Statistik*	*Wert*	*p*	*Statistik*	*Wert*	*p*
Wissen	$F_{(1,245)}$	16,454	<.001	$F_{(1,221)}$	8,107	.005
Barrieren	$F_{(1,245)}$	,002	.967	$F_{(1,221)}$	,683	.409
Interaktion Wissen x Barrieren	$F_{(1,245)}$	,148	.701	$F_{(1,221)}$	,129	.720
Paarweise Vergleiche						
Wissen innerhalb Barrieren ↓	$F_{(1,245)}$	11,712	.001	$F_{(1,221)}$	6,149	.014
Wissen innerhalb Barrieren ↑	$F_{(1,245)}$	5,822	.017	$F_{(1,221)}$	2,719	.101
Paarweise Vergleiche						
Barrieren innerhalb Wissen ↓	$F_{(1,245)}$	,054	.817	$F_{(1,221)}$	,103	.748
Barrieren innerhalb Wissen ↑	$F_{(1,245)}$	,100	.753	$F_{(1,221)}$	,789	.375
Kovariaten						
Alter				$F_{(1,221)}$	2,411	.122
DFS-Status				$F_{(1,221)}$	22,764	<.001
Geschlecht				$F_{(1,221)}$	1,146	.286
Schulabschluss (dichotomisiert)				$F_{(1,221)}$	,208	.649
Diabetesdauer (dichotomisiert)				$F_{(1,221)}$	4,373	.038

Abbildung 7 Einfluss des Wissens auf das Verhalten nach dichotomisierten Altersgruppen mit Kovariaten Geschlecht, DFS-Status, Schulabschluss und Diabetesdauer

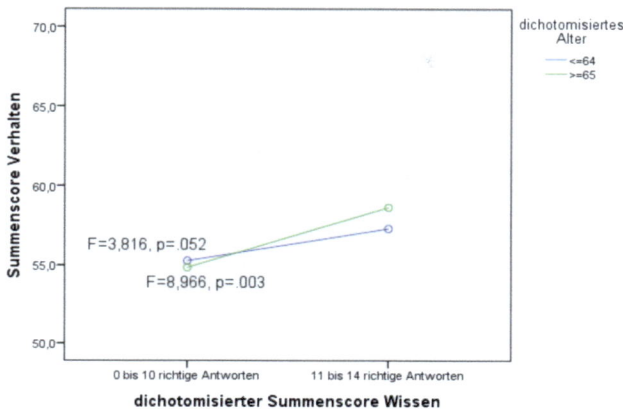

halten (p=.003), während der Effekt in der jüngeren Altersgruppe nur näherungsweise signifikant war (p=.052).

Abbildung 8 und Tabelle 19 zeigen die Ergebnisse der zweifaktoriellen Varianzanalyse mit dem Faktor Geschlecht, wobei Abbildung 8 die Ergebnisse nach der Hinzunahme der Kovariaten darstellt. In Tabelle 19 wird deutlich, dass innerhalb der Subgruppen der männlichen und weiblichen Patienten das Wissen einen ähnlich großen Einfluss auf das Verhalten hatte. Für die weibliche Gruppe war der Wert auf dem Niveau von p=.008 und für die männliche Patientengruppe auf dem Niveau von p<.001 signifikant und der Interaktionseffekt zwischen Wissen und Geschlecht war nicht signifikant (p=.851).

Tabelle 18 Zweifaktorielle Varianzanalyse für den Einfluss des Wissens und der Altersgruppen auf das Verhalten ohne und mit Hinzunahme von Kovariaten

Varianzquelle	Ohne Kovariaten			Mit Kovariaten		
Zwischensubjekteffekte	*Statistik*	*Wert*	*p*	*Statistik*	*Wert*	*p*
Wissen	$F_{(1,273)}$	22,250	<.001	$F_{(1,256)}$	12,447	<.001
Altersgruppen (dichotomisiert)	$F_{(1,273)}$	4,381	.037	$F_{(1,256)}$	,293	.589
Interaktion Wissen x Altersgruppen	$F_{(1,273)}$	3,644	.057	$F_{(1,256)}$	1,177	.279
Paarweise Vergleiche						
Wissen innerhalb Altersgruppe 1 (≤64)	$F_{(1,273)}$	4,760	.030	$F_{(1,256)}$	3,816	.052
Wissen innerhalb Altersgruppe 2 (≥65)	$F_{(1,273)}$	18,716	<.001	$F_{(1,256)}$	8,966	.003
Paarweise Vergleiche						
Altersgruppen innerhalb Wissen↓	$F_{(1,273)}$	,015	.902	$F_{(1,256)}$	,127	.722
Altersgruppen innerhalb Wissen↑	$F_{(1,273)}$	8,416	.004	$F_{(1,256)}$	1,377	.242
Kovariaten						
DFS-Status				$F_{(1,256)}$	24,447	<.001
Geschlecht				$F_{(1,256)}$	3,388	.067
Schulabschluss (dichotomisiert)				$F_{(1,256)}$	,689	.407
Diabetesdauer (dichotomisiert)				$F_{(1,256)}$	5,514	.020

Abbildung 8 Einfluss des Wissens auf das Verhalten nach Geschlecht mit Kovariaten Alter, DFS-Status, Schulabschluss und Diabetesdauer

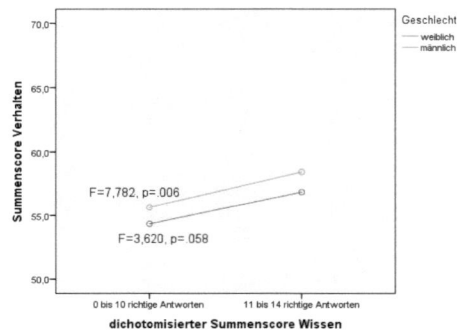

Unter der Hinzunahme der Kovariaten veränderte sich der signifikante Einfluss des Wissens innerhalb der Gruppe der Patientinnen (p=.008) lediglich auf eine näherungsweise statistische Signifikanz (p=.058).

Die Ergebnisse der zweifaktoriellen Varianzanalyse für die Faktoren Wissen und Schulabschluss sind in den Abbildung 9 (mit Kovariaten) und Tabelle 20 zu sehen. Bei der dichotomisierten Variable zum Schulabschluss wurden die Angaben „sonstiger" und „kein" Schulabschluss nicht einbezogen, da diese Gruppe aus nur 15 Personen bestand, die nicht ohne Zweifel der Gruppe mit einem Volks- oder Realschulabschluss oder der Gruppe mit einem (Fach-)Hochschulabschluss oder einem (Fach-)Abitur zuzuordnen waren. Der Einfluss des Wissens auf das Verhalten war in der Gruppe der Patienten mit Volks- oder Realschulabschluss signifikant (F=17,775, p<.001), und lediglich bei den Patienten mit einem (Fach-)Hochschulabschluss oder einem (Fach-)Abitur war dieser Effekt nur näherungsweise signifikant (F=3,615, p=.058; siehe Abbildung 9).

Tabelle 19 Zweifaktorielle Varianzanalyse für den Einfluss des Wissens und des Geschlechts auf das Verhalten ohne und mit Hinzunahme von Kovariaten

Varianzquelle	Ohne Kovariaten			Mit Kovariaten		
Zwischensubjekteffekte	*Statistik*	*Wert*	*p*	*Statistik*	*Wert*	*p*
Wissen	$F_{(1,278)}$	19,542	<.001	$F_{(1,256)}$	10,086	.002
Geschlecht	$F_{(1,278)}$	4,631	.032	$F_{(1,256)}$	2,899	.090
Interaktion Wissen x Geschlecht	$F_{(1,278)}$	,035	.851	$F_{(1,256)}$	,029	.865
Paarweise Vergleiche						
Wissen innerhalb Geschlecht (Frauen)	$F_{(1,278)}$	7,177	.008	$F_{(1,256)}$	3,620	.058
Wissen innerhalb Geschlecht (Männer)	$F_{(1,278)}$	14,121	<.001	$F_{(1,256)}$	7,782	.006
Paarweise Vergleiche						
Geschlecht innerhalb Wissen↓	$F_{(1,278)}$	1,882	.171	$F_{(1,256)}$	1,213	.272
Geschlecht innerhalb Wissen↑	$F_{(1,278)}$	2,808	.095	$F_{(1,256)}$	1,815	.179
Kovariaten						
Alter				$F_{(1,256)}$	1,613	.205
DFS-Status				$F_{(1,256)}$	25,302	<.001
Schulabschluss (dichotomisiert)				$F_{(1,256)}$	,521	.471
Diabetesdauer (dichotomisiert)				$F_{(1,256)}$	4,876	.028

Abbildung 9 Einfluss des Wissens auf das Verhalten nach Schulabschluss mit Kovariaten Alter, DFS-Status, Geschlecht und Diabetesdauer

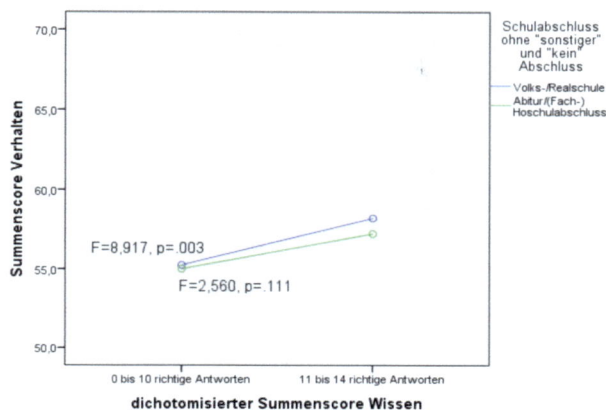

In Abbildung 10 (feste Faktoren mit Kovariaten) und Tabelle 21 sind die Ergebnisse der Analysen für die festen Faktoren Wissen und Diabetesdauer dargestellt. Obwohl der Interaktionseffekt in der zweifaktoriellen Varianzanalyse nicht signifikant war (p=.459), war das Wissen in den Subgruppen der kürzeren und längeren Diabetesdauer signifikant mit dem Verhalten assoziiert (Diabetesdauer ≤10 Jahre: p<.001; Diabetesdauer ≥10 Jahre: p=.009). In der Analyse unter Einbeziehung der Kovariaten blieb die Wirkung des Wissens in der Subgruppe der kürzeren Diabetesdauer signifikant (p=.002), in der Subgruppe der längeren Diabetesdauer war sie näherungsweise signifikant (p=.115).

Tabelle 20 Zweifaktorielle Varianzanalyse für den Einfluss des Wissens und des Schulabschlusses auf das Verhalten ohne und mit Hinzunahme von Kovariaten

Varianzquelle	Ohne Kovariaten			Mit Kovariaten		
Zwischensubjekteffekte	*Statistik*	*Wert*	*p*	*Statistik*	*Wert*	*p*
Wissen	$F_{(1,268)}$	15,698	<.001	$F_{(1,256)}$	9,159	.003
Schulabschluss (dichotomisiert)	$F_{(1,268)}$	,946	.332	$F_{(1,256)}$	,511	.475
Interaktion Wissen x Schulabschluss	$F_{(1,268)}$	,697	.405	$F_{(1,256)}$	,192	.662
Paarweise Vergleiche						
Wissen innerhalb Schulabschluss (Volks- und Realschule)	$F_{(1,268)}$	17,775	<.001	$F_{(1,256)}$	8,917	.003
Wissen innerhalb Schulabschluss (Abitur, Hochschule)	$F_{(1,268)}$	3,615	.058	$F_{(1,256)}$	2,560	.111
Paarweise Vergleiche						
Schulabschluss innerhalb Wissen↓	$F_{(1,268)}$	,009	.924	$F_{(1,256)}$	,041	.841
Schulabschluss innerhalb Wissen↑	$F_{(1,268)}$	1,677	.196	$F_{(1,256)}$	,670	.414
Kovariaten						
Alter				$F_{(1,256)}$	1,550	.214
DFS-Status				$F_{(1,256)}$	24,773	<.001
Geschlecht				$F_{(1,256)}$	2,977	.086
Diabetesdauer (dichotomisiert)				$F_{(1,256)}$	4,992	.026

Abbildung 10 Einfluss des Wissens auf das Verhalten nach Diabetesdauer mit Kovariaten Alter, DFS-Status, Geschlecht und Schulabschluss

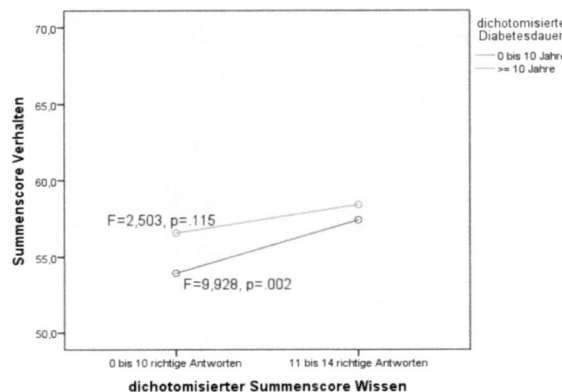

Insgesamt ist festzustellen, dass der Einfluss des Wissens auf das Verhalten auch nach Berücksichtigung soziodemografischer und diabetesbezogener Faktoren und der Hinzunahme entsprechender Kovariaten stabil blieb. Der signifikante Einfluss des Wissens auf das Verhalten blieb damit auch bei Berücksichtigung weiterer festen Faktors signifikant und stabil (Forschungsfrage 5.c). Abschließend werden nun die für den DFS-Status stratifizierten Analysen zum Zusammenhang zwischen Wissen und Verhalten ohne und mit Berücksichtigung der wahrgenommenen Barrieren berichtet.

Tabelle 21 Zweifaktorielle Varianzanalyse für den Einfluss des Wissens und der Diabetesdauer auf das Verhalten ohne und mit Hinzunahme von Kovariaten

Varianzquelle	Ohne Kovariaten			Mit Kovariaten		
Zwischensubjekteffekte	*Statistik*	*Wert*	*p*	*Statistik*	*Wert*	*p*
Wissen	$F_{(1,276)}$	20,376	<.001	$F_{(1,256)}$	10,839	.001
Diabetesdauer (dichotomisiert)	$F_{(1,276)}$	10,873	.001	$F_{(1,256)}$	4,993	.026
Interaktion Wissen x Diabetesdauer	$F_{(1,276)}$	,550	.459	$F_{(1,256)}$	1,050	.306
Paarweise Vergleiche						
Wissen innerhalb Diabetesdauer (0 bis 10 Jahre)	$F_{(1,276)}$	14,263	<.001	$F_{(1,256)}$	9,928	.002
Wissen innerhalb Diabetesdauer (≥10 Jahre)	$F_{(1,276)}$	6,896	.009	$F_{(1,256)}$	2,503	.115
Paarweise Vergleiche						
Diabetesdauer innerhalb Wissen↓	$F_{(1,276)}$	7,957	.005	$F_{(1,256)}$	5,252	.023
Diabetesdauer innerhalb Wissen↑	$F_{(1,276)}$	3,350	.068	$F_{(1,256)}$	,787	.376
Kovariaten						
Alter				$F_{(1,256)}$	1,777	.184
DFS-Status				$F_{(1,256)}$	25,921	<.001
Geschlecht				$F_{(1,256)}$	2,854	.092
Schulabschluss (dichotomisiert)				$F_{(1,256)}$	,433	.511

3.4.4 Die Zusammenhänge zwischen Wissen, Barrieren und Verhalten nach DFS-Status

Bevor den Analyseschwerpunkt „Wissen, Barrieren und Verhalten" abschließend eine nach DFS-Status stratifizierte zweifaktorielle Varianzanalyse des Fußpflegeverhaltens mit den festen Faktoren „Wissen" und „Barrieren" Forschungsfrage 5.d. beantworten soll, stellen Abbildung 11 und Tabelle 22 zunächst im einfaktoriellen Modell den Einfluss des festen Faktors „Wissen" dar. Auch wenn sich die Patienten mit DFS hinsichtlich ihres Fußpflegeverhaltens auf einem leitliniengerechteren Niveau verhielten (also deutlicher als der Mittelwert der Patientengruppe ohne DFS über dem Cut-off-Wert lagen), stieg sowohl bei den Patienten mit DFS wie auch bei den Patienten ohne DFS der Verhaltens-summenscore signifikant, je mehr sie über die Pflege ihrer Füße wussten (mit DFS: F=12,402, p<.001; ohne DFS: F=4,399, p=.037). Unter Einbeziehung der Kovariaten Alter, Geschlecht, Schulabschluss und Diabetesdauer wirkte das Wissen in der Subgruppe der Patienten mit DFS weiterhin auf einem signifikanten Niveau (p=.003), in der Subgruppe der Patienten ohne DFS auf einem näherungsweise signifikanten Niveau (p=.073).

Um nun zu überprüfen, ob der Einfluss des Wissens unabhängig von den wahrgenommenen Barrieren ist, wurden zweifaktorielle Varianzanalysen mit den festen Faktoren „Wissen" und „Barrieren" für das Verhalten stratifiziert nach DFS-Status durchgeführt (Forschungsfrage 5.d.).

Abbildung 11 Einfluss des Wissens auf das Verhalten, stratifiziert nach DFS-Status: a) ohne Kovariaten und b) mit Kovariaten Alter, Geschlecht, Schulabschluss und Diabetesdauer

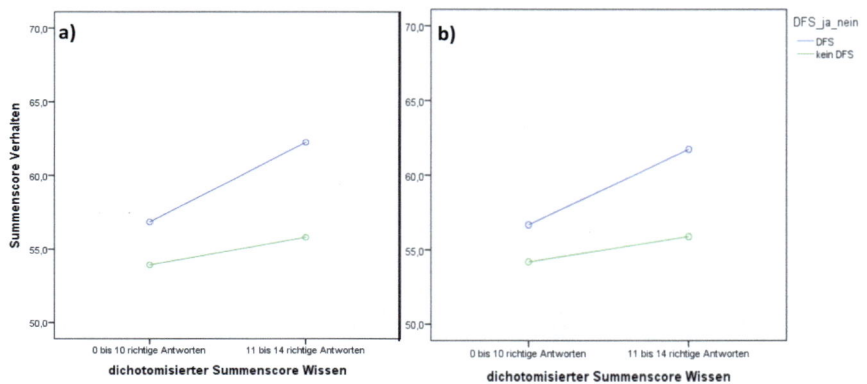

Tabelle 22 Einfaktorielle Varianzanalyse für den Einfluss des Wissens auf das Verhalten

Varianzquelle	Ohne Kovariaten			Mit Kovariaten		
Zwischensubjekteffekte	Statistik	Wert	p	Statistik	Wert	p
a. Gruppe mit DFS						
Wissen	$F_{(1,89)}$	12,402	.001	$F_{(1,78)}$	8,992	.004
Kovariaten						
Alter				$F_{(1,78)}$	1,767	.118
Geschlecht				$F_{(1,78)}$	2,820	.097
Schulabschluss (dichotomisiert)				$F_{(1,78)}$	1,974	.164
Diabetesdauer (dichotomisiert)				$F_{(1,78)}$	0,343	.560
b. Gruppe ohne DFS						
Wissen	$F_{(1,193)}$	4,399	.037	$F_{(1,174)}$	3,255	.073
Kovariaten						
Alter				$F_{(1,174)}$	0,335	.564
Geschlecht				$F_{(1,174)}$	1,172	.280
Schulabschluss (dichotomisiert)				$F_{(1,174)}$	,117	.733
Diabetesdauer (dichotomisiert)				$F_{(1,174)}$	5,309	.022

Die Ergebnisse zu dieser Analyse zeigen (Tabelle 23), dass der Effekt – dass nämlich diejenigen Personen ein leitliniengerechteres Fußpflegeverhalten haben, die mehr wissen – auch im zweifaktoriellen Modell nur in der Gruppe der Patienten mit DFS signifikant war. Zugleich waren unabhängig vom DFS-Status weder der Barrieren-Faktor noch die Interaktion zwischen Wissen und Barrieren signifikant. Entsprechend wirkte das Wissen innerhalb der Patientengruppe mit DFS sowohl in der Subgruppe mit wenigen wahrgenommenen Barrieren (p=.015) als auch mehr wahrgenommenen Barrieren (p=.004) signifikant auf das Verhalten. Innerhalb der Patientengruppe ohne DFS war in beiden Subgruppen keine signifikante Wirkung des Wissens auf das Verhalten zu erkennen.

Tabelle 23 Zweifaktorielle Varianzanalyse für den Einfluss des Wissens und der Barrieren auf das Verhalten in den Patientengruppen mit und ohne DFS

Varianzquelle	Mit DFS (ohne Kovariaten)			Ohne DFS (ohne Kovariaten)		
Zwischensubjekteffekte	Statistik	Wert	p	Statistik	Wert	p
Wissen	$F_{(1,74)}$	14,992	<.001	$F_{(1,167)}$	1,984	.161
Barrieren	$F_{(1,74)}$	,015	.903	$F_{(1,167)}$	,735	.392
Interaktion Wissen x Barrieren	$F_{(1,74)}$	,235	.629	$F_{(1,167)}$	,372	.543
Paarweise Vergleiche						
Wissen innerhalb Barrieren ↓	$F_{(1,74)}$	8,852	.004	$F_{(1,167)}$	2,692	.103
Wissen innerhalb Barrieren ↑	$F_{(1,74)}$	6,182	.015	$F_{(1,167)}$	,257	.613
Paarweise Vergleiche						
Barrieren innerhalb Wissen ↓	$F_{(1,74)}$	,051	.823	$F_{(1,167)}$	,031	.861
Barrieren innerhalb Wissen ↑	$F_{(1,74)}$	,263	.610	$F_{(1,167)}$	1,074	.302

Auch nach der Hinzunahme der Kovariaten Alter, Geschlecht, dichotomisierter Schulabschluss (ohne „sonstiger" und „kein" Schulabschluss) und dichotomisierter Diabetesdauer blieb der signifikante Einfluss des Wissens innerhalb der Subgruppe mit wenig wahrgenommenen Barrieren (p=.019) und mehr wahrgenommenen Barrieren (p=.033) wieder ausschließlich in der Patientengruppe mit DFS stabil (Abbildung 12 und Tabelle 24). In der Patientengruppe ohne DFS war auch unter der Hinzunahme der Kovariaten der Einfluss des Wissens auf das Verhalten nicht signifikant, lediglich die Diabetesdauer hatte einen signifikanten Effekt auf den Einfluss des Wissens auf das Verhalten (p=.027). Der Effekt, dass sich Personen in ihrer Fußpflege leitliniengerechter verhalten, die mehr wissen, blieb also ausschließlich für die Patientengruppe mit DFS auf einem signifikanten Niveau.

Abbildung 12   Einfluss des Wissens auf das Verhalten nach wahrgenommenen Barrieren a) mit DFS und b) ohne DFS mit Kovariaten Alter, Geschlecht, Schulabschluss und Diabetesdauer

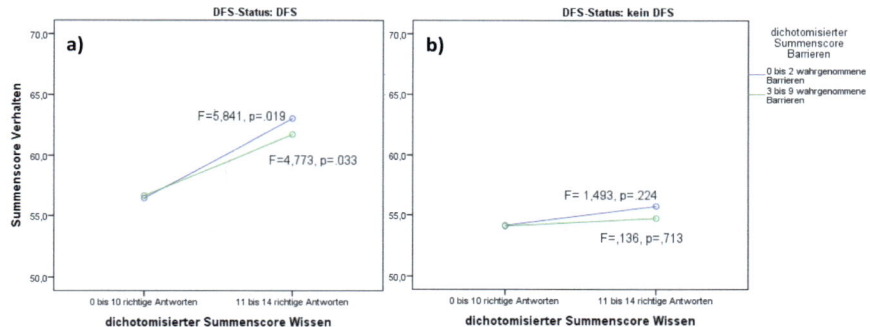

Tabelle 24   Zweifaktorielle Varianzanalyse für den Einfluss des Wissens und der Barrieren auf das Verhalten in den Patientengruppen mit und ohne DFS unter der Hinzunahme von Kovariaten

Varianzquelle	Mit DFS (mit Kovariaten)			Mit DFS (ohne Kovariaten)		
Zwischensubjekteffekte	*Statistik*	*Wert*	*p*	*Statistik*	*Wert*	*p*
Wissen	$F_{(1,64)}$	10,461	.002	$F_{(1,150)}$	1,079	.301
Barrieren	$F_{(1,64)}$	,088	.768	$F_{(1,150)}$	,247	.620
Interaktion Wissen x Barrieren	$F_{(1,64)}$	,178	.674	$F_{(1,150)}$	,196	.659
Paarweise Vergleiche						
Wissen innerhalb Barrieren ↓	$F_{(1,64)}$	5,841	.019	$F_{(1,150)}$	1,493	.224
Wissen innerhalb Barrieren ↑	$F_{(1,64)}$	4,773	.033	$F_{(1,150)}$	,136	.713
Paarweise Vergleiche						
Barrieren innerhalb Wissen ↓	$F_{(1,64)}$	,005	.946	$F_{(1,150)}$	,001	.973
Barrieren innerhalb Wissen ↑	$F_{(1,64)}$	,378	.541	$F_{(1,150)}$	,441	.508
Kovariaten						
Alter	$F_{(1,64)}$	1,918	.171	$F_{(1,150)}$	,858	.356
Geschlecht	$F_{(1,64)}$	1,612	.209	$F_{(1,150)}$	,261	.610
Schulabschluss (dichotomisiert)	$F_{(1,64)}$	1,290	.260	$F_{(1,150)}$	,305	.581
Diabetesdauer (dichotomisiert)	$F_{(1,64)}$	,286	.595	$F_{(1,150)}$	4,975	.027

3.5 Informationsbedürfnis im Zusammenhang mit Wissen, Verhalten und Barrieren

Um zu klären, ob und welche Bedürfnisse nach Informationen zur eigenständigen Versorgung und zum Umgang mit diabetischen Füßen bestand (Forschungsfrage 6.a.), wurde zunächst das Informationsbedürfnis der Patienten selbst betrachtet. Von n=450 Patienten gaben 328 Patienten (72,9%) an, gerne Informationen darüber erhalten zu würden, wie man einen diabetischen Fuß versorgt. In der Patientengruppe mit DFS (n=140) gaben 106 Patienten an (75,7%), ein Informationsbedürfnis zu haben. In der Patientengruppe ohne DFS (n=310) hatten mit 71,6% (n=222) ähnlich viele Patienten ein Informationsbedürfnis wie in der Patientengruppe mit DFS.

Von den Patienten, die ein Informationsbedürfnis äußerten, wünschten sich 72,2% die Informationen in Form einer Broschüre (n=187), 67,1% als Merkblatt (n=153) und 50% in Form einer Schulung (n=106). Am seltensten wurden Informationen in Form einer mündlichen Information gewünscht (48,1%, n=89) (Forschungsfrage 6.b.).

Ein ähnliches Bild ergab sich bei einem Vergleich der Patientengruppen mit und ohne DFS (Abbildung 13). In beiden Gruppen wünschten sich die meisten Patienten eine ausführliche Broschüre (mit DFS: n=66, 75,9%, ohne DFS: n=117, 75%). Danach folgt das kurze Merkblatt an zweiter Stelle mit 63,6% bei den Patienten mit DFS (n=429) und 72,9% bei den Patienten ohne DFS (n=105). Eine mündliche Information bevorzugten nur 43,4% der Patienten mit DFS (n=23), aber 53% der Patienten ohne DFS (n=61). Die Schulung wurde dagegen von 53% der Patienten mit DFS (n=35) und nur 50,4% der Patienten ohne DFS gewünscht (n=64). Es existierten keine signifikanten Unterschiede hinsichtlich der gewünschten Art der Informationsübermittlung zwischen der Patientengruppe mit und ohne DFS (p>=.05).

Auch bei der Unterscheidung nach Geschlecht, dichotomisierter Diabetesdauer, dichotomisiertem Schulabschluss (ohne „kein" und „sonstiger" Abschluss), medizinischer Berufserfahrung, gemeinsamem Haushalt mit einem Partner und dem DFS-Bekanntheitsstatus ergaben sich keine signifikanten Unterschiede hinsichtlich der gewünschten Art der Informationsübermittlung (p>=.05).

Abbildung 13 Gewünschte Art der Informationsübermittlung nach DFS-Status

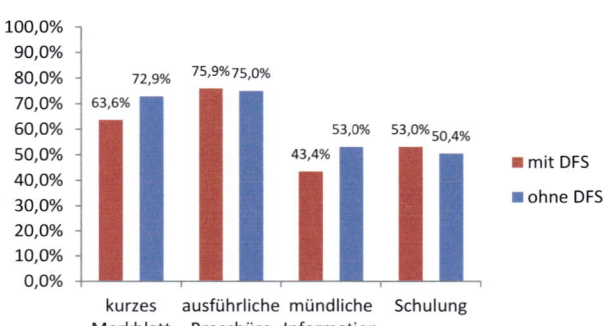

Die Berechnung von punktbiserialen Korrelationskoeffizienten[5] zur Überprüfung, ob weniger Wissen und/oder mehr wahrgenommene Barrieren und/oder weniger leitliniengerechteres Verhalten mit einem höheren Informationsbedürfnis assoziiert sind (Forschungsfrage 6.c.), ergab keinen signifikanten Zusammenhang zwischen dem Wissen und dem Informationsbedürfnis der Patienten (r=,084, p=.127). Ebenso war der Informationswunsch in den Patientengruppen mit und ohne DFS nicht mit dem Wissen über leitliniengerechte Fußpflege assoziiert (mit DFS: r=-.046, p=,634; ohne DFS: r=,091, p=.179).

Eine Kreuztabelle zu den wahrgenommenen Barrieren (aufgeteilt in drei Gruppen von keine [0] über wenige [1-2] bis viele [≥3] Barrieren) ergab dagegen einen signifikanten Zusammenhang zwischen der Anzahl der wahrgenommenen Barrieren und dem Vorliegen eines Informationsbedürfnisses (p<.001). 86,8% der Patienten mit vielen wahrgenommenen Barrieren (n=125) wünschten sich Informationen zur Behandlung des diabetischen Fußes. Der Pearson-Korrelationseffizient bestätigt den Zusammenhang zwischen den wahrgenommenen Barrieren und dem Vorliegen eines Informationsbedürfnisses (r=.259, p<.001). Je mehr Barrieren die Patienten wahrnahmen, desto eher gaben sie einen subjektiven Bedarf an Informationen über die Behandlung eines diabetischen Fußes an (Abbildung 14).

Nach Unterteilung der Patienten nach DFS-Status zeigte sich ein signifikanter Zusammenhang des Informationsbedürfnisses mit der Anzahl der wahrgenommenen Barrieren lediglich in der Gruppe ohne DFS (r=.294, p<.001; mit DFS: r=.165, p=.081). Wie eine Kreuztabelle verdeutlichte, äußerten lediglich 51,4% der Patienten ohne DFS, die keine Barriere wahrnahmen, den Wunsch, Informationen zu erhalten (Abbildung 15).

Abbildung 14 Das Bedürfnis nach Informationen zum DFS für Patienten mit unterschiedlich stark wahrgenommenen Barrieren

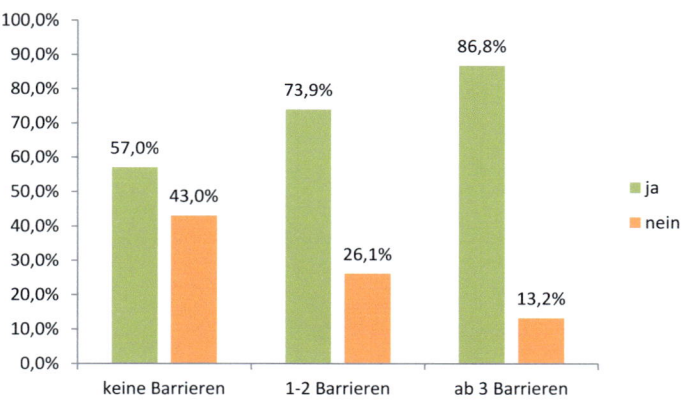

---

[5] Angesichts der Äquivalenzrelation (74) berechnet als Produkt-Moment-Korrelation nach Pearson.

Abbildung 15 Das Informationsbedürfnis für Patienten mit keinen, wenigen und vielen wahrgenommenen Barrieren (a) mit DFS und (b) ohne DFS

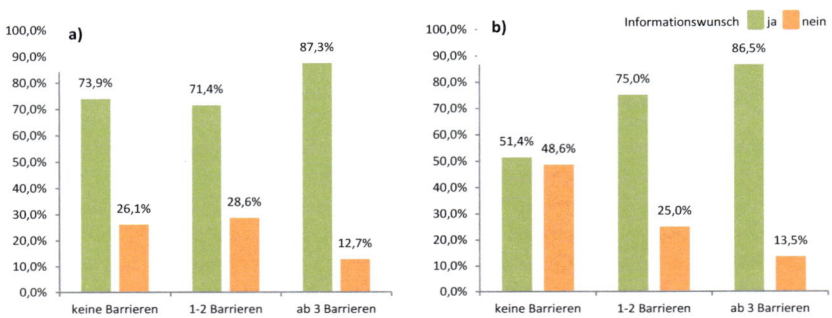

Zur Überprüfung, ob weniger leitliniengerechteres Verhalten mit einem höheren Informationsbedürfnis assoziiert sind (Forschungsfrage 6.c.), wurde wie bei den Analysen zu Wissen und Barrieren ein Korrelationskoeffizient nach Pearson berechnet. Das Ergebnis (r= .049, p=.365) sprach nicht für einen signifikanten Zusammenhang. Dies galt auch für die Patientengruppen ohne DFS (r= .013, p=.845) und mit DFS (r= .044, p=.653).

Eine logistische Regression zum Einfluss des Wissens, der wahrgenommenen Barrieren und des Verhaltens auf das Informationsbedürfnis der Patienten zeigte keine signifikanten Verbindungen zwischen dem Wissen und dem Verhalten mit dem Informationsbedürfnis (Wissen: p=.640, Verhalten: p=.207). Eine signifikante Assoziation bezog sich nur auf die wahrgenommenen Barrieren (Abbildung 16): Die Chance, kein Informationsbedürfnis zu haben, war bei Patienten mit ein bis zwei wahrgenommenen Barrieren um den Faktor 4,40 (p<.001) erhöht. Bei keinen wahrgenommenen Barrieren erhöhte sich die Chance, keinen Informationswunsch zu haben, um den Faktor 6,75 (p<.001).

Abbildung 16 Die Chance, kein Informationsbedürfnis zu haben, in Abhängigkeit von den wahrgenommenen Fußpflege-Barrieren

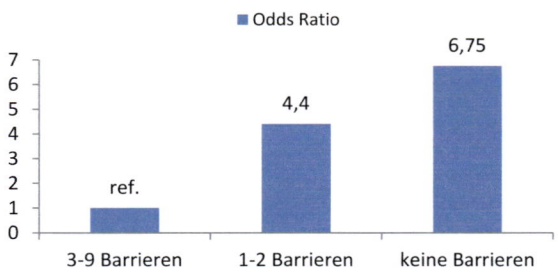

Insgesamt lässt sich festhalten, das das Informationsbedürfnis eine Verbindung zu den wahrgenommenen Barrieren hat: Je weniger Barrieren wahrgenommen werden, desto größer ist die Chance, kein Informationsbedürfnis zu verspüren. Da das Verhalten keinen Einfluss auf das Informationsbedürfnis hatte, wurde in einem weiteren Schritt – ähnlich wie in den Analysen zum Einfluss des Wissens und der Barrieren auf das Verhalten – der Einfluss des Wissens[6] und der Barrieren auf das Informationsbedürfnis untersucht. Dazu wurde mithilfe von kreuztabellarischen Analysen und des Breslow-Day-Tests untersucht, ob das Wissen einen moderierenden Effekt auf den Einfluss der Barrieren auf das Informationsbedürfnis hat.

Die Patientengruppe, die über wenig Wissen bezüglich der richtigen Fußpflege verfügte (<11 richtige Antworten) und mehr als zwei Barrieren verspürte, hatte signifikant häufiger ein Informationsbedürfnis als die Patientengruppe, die wenig wusste und nur wenige Barrieren wahrnahm (p=.001; Abbildung 17). Auch innerhalb der Patientengruppe mit viel Wissen gab es einen signifikanten Unterschied zwischen denen, die insgesamt eine Informationsbedürfnis verspürten und wenige bzw. viele Barrieren wahrnahmen (p=.007). Der Breslow-Day-Test, der den Unterschied zwischen den Patientengruppen mit wenig und viel Wissen hinsichtlich des Effekts der Barrieren untersuchte, war nicht signifikant (p=.564).

Abbildung 17   Informationsbedürfnis der Patienten unter Einfluss des Wissens und der Barrieren

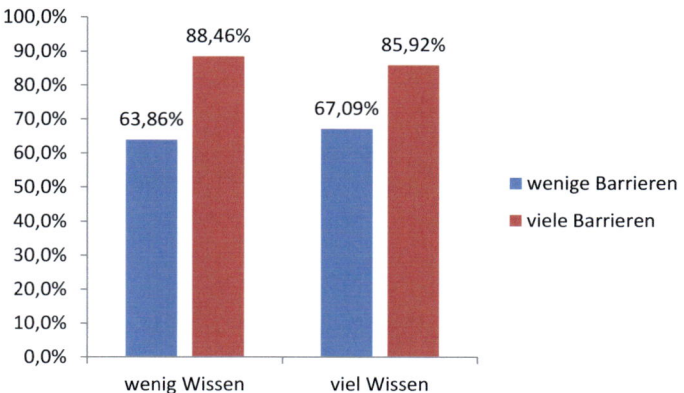

---

[6] Auch wenn das Wissen in der logistischen Regression keinen Einfluss auf das Informationsbedürfnis hatte, sollte an dieser Stelle der möglicherweise moderierende Effekt des Wissens auf den Einfluss der Barrieren auf das Informationsbedürfnis untersucht werden.

Führt man diese Analyse stratifiziert nach DFS-Status durch, zeigen sich folgende Ergebnisse (Abbildung 18). Innerhalb des bestehenden Informationsbedürfnisses waren lediglich die Unterschiede zwischen den Gruppen mit wenig und vielen wahrgenommenen Barrieren (näherungsweise) signifikant - in der Patientengruppe mit DFS und viel Wissen bezüglich des Fußpflegeverhaltens (p=.065) und in der Patientengruppe ohne DFS und viel Wissen (p=.060). Signifikant wurde der Unterschied in der Patientengruppe ohne DFS und wenig Wissen (p<.001). Lediglich in der Patientengruppe mit DFS und wenig Wissen hatten die wahrgenommenen Barrieren keinen signifikanten Einfluss auf das Informationsbedürfnis (p=.935). Allerdings waren auch hier in beiden DFS-Statusgruppen die Ergebnisse des Breslow-Day-Test für die Unterschiede zwischen wenig und viel Wissen nicht signifikant (Patientengruppe mit DFS: p=.292, ohne DFS: p=.215), so dass insgesamt von einem Zusammenhang zwischen Barrieren und Informationsbedürfnis ausgegangen werden kann.

Abbildung 18 Informationsbedürfnis der Patienten a) mit und b) ohne DFS unter Einfluss des Wissens und der Barrieren

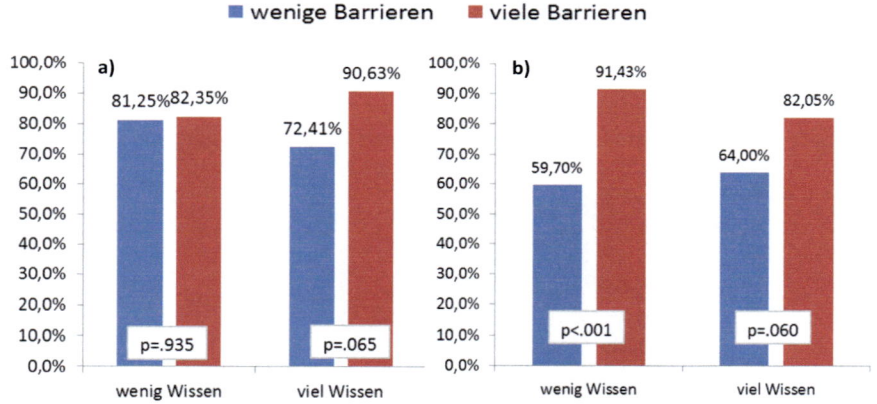

4. Diskussion

4.1 Zusammenfassung der Ergebnisse

Die empirischen Ergebnisse der vorliegenden Arbeit lassen sich wie folgt zusammenfassen. Nach soziodemografischen und diabetesbezogenen Merkmalen ergaben sich einzelne unterschiedliche Verteilungen des Fußpflegewissens, der wahrgenommenen Barrieren und des Fußpflegeverhalten. So hatte die jüngste Patientengruppe, also diejenigen im Alter von bis zu 50 Jahren, das geringste Wissen und am wenigsten leitliniengerechte Fußpflegeverhalten. Im Wissen führte die unterschiedliche Diabetesdauer ebenfalls zu signifikanten Unterschieden. Besonders auffällig war hierbei der stetige Wissenszuwachs mit zunehmender Diabetesdauer: bei der Patientengruppe mit weniger als fünf Jahren Diabetesdauer war das Wissen über leitliniengerechte Fußpflege signifikant schlechter als in der Patientengruppe mit mehr als 15 Jahren Diabetesdauer. Auch das Fußpflegeverhalten war bei den Patienten, die länger an Diabetes erkrankt waren, besser als bei Patienten mit kürzerer Diabetesdauer. Die Unterschiede zwischen den Altersgruppen und den Gruppen mit unterschiedlicher Diabetesdauer mögen darin begründet liegen, dass in der jüngsten Patientengruppe Folgekomplikationen wie das DFS aufgrund der relativ kurzen Erkrankungsdauer subjektiv nur eine untergeordnete Rolle spielen. Dadurch werden Fußpflegewissen und leitliniengerechtes Verhalten möglicherweise (noch) nicht als relevant empfunden.

Weiterhin gab es Unterschiede zwischen den Patienten mit und ohne DFS. Die Gruppe mit DFS hatte mehr Wissen, nahm mehr Barrieren in der Gesunderhaltung ihrer Füße wahr und verhielt sich leitliniengerechter. Ein gutes Wissen zum indizierten Fußpflegeverhalten existierte bei den Patienten mit DFS insbesondere bezüglich der Verhaltensbereiche der Selbstversorgung kleiner Wunden und des Barfußlaufens. Gemeinsame Defizite mit der Patientengruppe ohne DFS ergaben sich insbesondere in den Bereichen der regelmäßigen Desinfektion der Füße, des täglichen Fußbads, der Selbstversorgung kleiner Wunden und des Gebrauchs eines Nagelknipsers und einer Hornhautraspel. Patienten ohne DFS wiesen noch weitere Defizite auf. So erschwerten Barrieren bezüglich der eingeschränkten Wahrnehmung der Füße sowie der Beeinträchtigung des alltäglichen Lebens und der Beweglichkeit den Patienten mit DFS signifikant häufiger die richtige Pflege ihrer Füße. Innerhalb der gesamten Studienpopulation wurden auch finanzielle Belastungen als Barriere hervorgehoben. Das Verhalten der Patientengruppe mit DFS war u. a. in den Bereichen der Kontrolle der Füße und Schuhe, der Schuhwahl und der Fußpflege besser. Bei Patienten ohne DFS existierten Defizite bei der Schuhwahl und Verwendung eines Badethermometers.

Weiterhin war das Wissen zur Fußpflege mit dem Fußpflegeverhalten assoziiert, während die wahrgenommenen Barrieren weder zum Wissen noch zum Fußpflegeverhalten ein Zusammenhang aufwiesen. Der Einfluss des Wissens auf das Verhalten zeigte sich unabhängig davon, ob die Patienten wenige oder viele Barrieren wahrnahmen. Ein Einfluss der wahrgenommenen Barrieren auf die Umsetzung des Wissens in Verhalten war nicht erkennbar. Der Einfluss des Wissens auf das Verhalten blieb auch nach Berücksichtigung möglicherweise moderierender Effekte soziodemografischer und diabetesbezogener Faktoren sowie entsprechender Kovariaten stabil, was für einen unabhängigen Zusammenhang zwischen Wissen und Verhalten schließen lässt. Die Zusammenhänge unterscheiden sich allerdings hinsichtlich des DFS-Status: in der Gruppe mit DFS war Zusammenhang stärker und wurde auch nur hier signifikant. Wurde der Einfluss der Barrieren auf den Zusammenhang zwischen Wissen und Verhalten für die Patientengruppen mit und ohne DFS getrennt betrachtet, zeigte sich in der Patientengruppe mit DFS ein signifikanter Einfluss des Wissens auf das Verhalten sowohl bei den Patienten mit wenigen als auch bei denen mit vielen wahrgenommenen Barrieren, und zwar auch bei Adjustierung für Diabetesdauer, Alter, Schulbildung und Geschlecht (16,8% der Varianz des Verhaltens ließen sich in der Patientengruppe mit DFS durch das Wissen erklären, in der Patientengruppe ohne DFS waren es nur 1,2%).

Ein Informationsbedürfnis zur eigenständigen Versorgung und dem Umgang mit diabetischen Füßen wurde von ungefähr drei Viertel der teilnehmenden Patienten angegeben. Die Art der Informationsübermittlung unterschied sich dabei nicht zwischen den Patientengruppen mit und ohne DFS. Die meisten Patienten würden sich die Informationen in Form einer ausführlichen Broschüre und/oder eines kurzen Merkblatts wünschen. Außerdem wünschte sich mehr als die Hälfte der Patienten in beiden DFS-Status-Gruppen eine Schulung zur eigenständigen Versorgung und dem Umgang mit diabetischen Füßen. Es bestand weder eine Assoziation zwischen Wissen noch dem Fußpflegeverhalten mit dem Informationsbedürfnis. Es existierte allerdings eine Assoziation zwischen den wahrgenommenen Barrieren und dem Informationsbedürfnis: Je mehr Barrieren sie wahrnahmen, desto eher äußerten sie dieses Informationsbedürfnis. Dieses Ergebnis wurde auch nach Unterscheidung nach dem Wissensniveau der Patienten im Hinblick auf die Fußpflege nicht wesentlich beeinflusst.

Zusammenfassend lässt sich festhalten, dass das Fußpflegeverhalten durch das entsprechende Wissen und das Informationsbedürfnis durch die wahrgenommenen Barrieren bestimmt wird. Patienten verhalten sich leitliniengerechter, wenn sie mehr wissen, vor allem diejenigen mit DFS. Die Barrieren haben keinen Einfluss auf das Verhalten, jedoch auf das Informationsbedürfnis: je mehr Barrieren Patienten in der Gesunderhaltung ihrer Füße wahrnehmen, desto eher äußern sie dieses Bedürfnis. Bevor diese Ergebnisse inhaltlich interpretiert und in die Literatur eingeordnet werden sowie daraus Schlussfolgerungen und ein Fazit gezogen werden, werden vor allem aus methodischer Perspektive im folgenden Abschnitt Limitationen und Stärken der vorgelegten Studie diskutiert.

4.2 Limitationen und Stärken der Studie

Zunächst sollen Schwierigkeiten, die sich aus der Konstruktion des NAFF als Instrument zur Erfassung des Fußpflegeverhaltens ergeben hatten, erwähnt werden. Die Skalenrichtung der Items ist nicht einheitlich und wechselt bei vier der 29 Items von der häufigsten auf die seltenste Ausprägung „Nie" (Variablen V.18., V.26., V.27. und V.28.). Die Ausprägungen an erster Stelle entsprechen allerdings nicht automatisch dem leitliniengerechten Verhalten. Dies könnte eine Ursache für die mittlere interne Konsistenz des Instrumentes NAFF sein.

Des Weiteren ergeben sich Schwierigkeiten in der Auswertung des Item „V.10. Tragen Sie Hausschuhe?" bzw. oder wie es im Original heißt „11. Do you wear slippers?". Das Item wird im Original mit drei Punkten bei der Ausprägung „Never" gewertet, dies entspricht allerdings nicht den Leitlinien – zumindest nicht, wenn man „slippers" mit der gängigen Übersetzung als „Hausschuhe" bezeichnet, wie es in der deutschen Übersetzung des NAFF der Fall ist. Eine wenn auch relativ seltene Übersetzungsoption ist „Straßenslipper", welche in der Tat aufgrund mangelhafter Verschluss- und Anpassungsmöglichkeiten an den individuellen Fuß für Patienten mit Diabetes nicht geeignet sind. In der Auswertung des Original-NAFF ergibt sich bei diesem Item allerdings ebenfalls kein einheitliches Beantwortungsmuster (3), so dass auch dort von Verständnisschwierigkeiten ausgegangen werden kann.

Im Anfang 2015 überarbeiteten NAFF wurde die Frage daher auch umgeändert in „10. Do you wear slippers with no fastening?" (67).

Weiterhin war aufgrund eines technischen Fehlers das achte NAFF-Item in den ersten drei Praxen nicht Teil des Fragebogens gewesen. Um die Auswertbarkeit angesichts des Umstandes, dass der NAFF keinen fehlenden Wert erlaubt, zu gewährleisten, wurden die diesbezüglichen fehlenden Werte mit dem Mittelwert aller validen Werte ersetzt.

Trotz seines Status als validiertes Instrument ist die Nutzung des „Nottingham Assessment of Functional Footcare" von Lincoln et al. auch insgesamt kritisch zu betrachten (3). Aufgrund der Übersetzung des Instrumentes sind möglicherweise neben den bereits erwähnten Problemen auch weitere Formulierungen nicht ausreichend an den deutschen Sprachgebrauch angepasst worden. Um solchen Schwierigkeiten entgegen zu treten, wurde die die deutschen Version durch einen professionellen Übersetzer und englischen Muttersprachler, Dr. Tony Buglass (High Tech Translation, Hannover), und damit die Äquivalenz der Fragen und Antwortkategorien überprüft. Eine weitere Stärke der vorliegenden Studie ist es daher, ein umfangreiches, validiertes und viel genutztes Instrument zum Fußpflegeverhalten für den deutschen Sprachraum zugänglich gemacht zu haben.

Sowohl die Wissens- als auch die Barriere-Items entstammen im Gegensatz zu den Verhaltensitems keinem validierten Instrument. Insbesondere bei den Wissensitems werden mögliche Unterschiede in den korrekten Antworten zwischen Patienten mit und ohne DFS daher unter Umständen nur begrenzt dargestellt. So entspricht beispielsweise die tägliche Reinigung der Füße dem leitliniengerechten Fußpflegeverhalten von Patienten mit Diabetes, Patienten mit DFS sollte allerdings die Reinigung mit einem Lappen dem Fußbad vorziehen, um die Schutzbarriere der Haut nicht zu gefährden. Die Barriere-Items wiederum entstanden zwar in Anlehnung an eine Studie von van Houtum (2) und mit der Expertise von Diabetesberaterinnen und Diabetologen, bilden jedoch möglicherweise nicht das gesamte Spektrum möglicher Barrieren ab. Die Möglichkeit, fehlende Barrieren in Freitextform zu ergänzen, wurde allerdings äußerst selten genutzt und erbrachte keinerlei Hinweise auf übersehene, relevante Barrieren in der Gesunderhaltung der Füße.

Die inhaltliche Abgrenzung zwischen den Wissens- und den Verhaltensitems war durch die die Items einleitenden Texte und den jeweiligen Fragenstamm ersichtlich. Das Verhalten wurde aber auf keine andere, objektivere Art als die des subjektiven Selbstberichtes erfasst. Das berichtete Verhalten der Patienten mag daher möglicherweise vom tatsächlichen Verhalten abweichen.

Als ein Ausschlusskriterium im Hinblick auf die Teilnahme an der Studie wurden fehlende kognitive Fähigkeiten definiert. Obwohl dieses Ausschlusskriterium gängig und plausibel ist, mag eine Limitation darin liegen, dass eben gerade Patienten, denen die eigene Diabetesbehandlung und damit auch das Fußpflegeverhalten aufgrund kognitiver Belastungen besonders schwer fallen, und damit also ihr Wissen, ihr eigenes Fußpflegeverhalten und insbesondere die Barrieren, die sie in der Umsetzung des Verhaltens wahrnehmen, nicht in die Studienergebnisse mit einfließen konnten. An dieser Stelle wird bereits eine Schwierigkeit in der Diabetesbehandlung sichtbar, die darin besteht, dass die kognitive Funktionsfähigkeit von besonderer Bedeutung für den Erfolg der Diabetestherapie ist. Da die Therapie des Diabetes zu einem Großteil eigenverantwortlich und im Alltag des Patienten stattfindet, hängt von der kognitiven Funktionsfähigkeit maßgeblich ab, ob erforderliche Messungen, Injektionen oder Medikamenteneinnahmen erfolgreich und selbstständig durchgeführt werden können und damit eine optimale Blutzuckereinstellung möglich ist (75).

Als Studiendesign wurde eine Querschnittstudie gewählt, da diese in der Lage ist, erste Hinweise auf mögliche Risikofaktoren zu erhalten. Außerdem ist die Querschnittanalyse ökonomisch effektiv und vereinfacht die Rekrutierung. Dieses Studiendesign beinhaltet allerdings auch Limitationen, da eine Querschnittstudie nur eine reine Momentaufnahme liefert und keine Veränderungen im Zeitverlauf innerhalb der beobachteten Studienpopulation darstellen kann.

Eine weitere Limitation und zugleich ein Stärke der Studie ergeben sich aus der Auswahl der teilnehmenden Praxen. Alle Praxen waren Diabetes-Schwerpunktpraxen, deren Patienten möglicherweise eine besonders intensive, krankheitsspezifische Betreuung genießen und deren Wissen und Verhalten daher nicht ohne weiteres auf alle Patienten mit Typ-2-Diabetes übertragbar ist. Patienten, die ihre Erkrankung nicht ausschließlich durch ihren Hausarzt betreuen lassen möchten, haben aller Wahrscheinlichkeit nach zugleich ein besseres Verständnis und mehr Wissen über die gesundheitlichen Belastungen und Komplikationen eines Typ-2-Diabetes (neben dem Umstand, dass die Schwere der Diabeteserkrankung möglicherweise die Betreuung durch eine Schwerpunktpraxis notwendig macht). Eine Übertragung der Ergebnisse auf die gesamte Population der an Typ-2-Diabetes erkrankten Menschen ist daher zwar nur eingeschränkt möglich, jedoch im Hinblick auf Diabetes-Schwerpunktpraxen trotz ihrer nicht-zufälligen Auswahl bis zu einem gewissen Grade sichergestellt.

Zugleich wurden in die Studie sowohl Patienten eingeschlossen, die Schulungsteilnehmer waren, als auch Patienten, die aktuell an keiner Schulung teilnahmen, möglicherweise weil zum Erhebungszeitpunkt keine Schulungen stattfanden. Die mögliche Auswirkung beispielsweise auf das Wissen der Patienten wurde ebenso wie weitere strukturelle Merkmale der Praxen nicht näher berücksichtigt.

Der hohe Prozentsatz von Patienten mit einem DFS (31,7%) ist als Stärke der Studie anzusehen, da damit eine hinreichende Stichprobengröße erreicht wurde. Wegen der stark schwankenden Prävalenz des DFS von 4% bis 15% (27) wurden die Einschlusskriterien so gewählt, dass im definierten Erhebungszeitraum von zwei Wochen jeweils die ersten 50 Patienten ohne DFS und alle Patienten mit DFS eingeschlossen wurden. Dadurch wurde ein Vergleich von zwei Patientengruppen möglich, die sonst aufgrund ihrer unterschiedlichen Prävalenz nur schwer vergleichbar sind.

Allerdings wurde der HbA1c in der vorliegenden Studie nicht erhoben, da die Selbstangaben der Patienten als wenig belastbar eingeschätzt wurden und der zusätzliche Arbeitsaufwand der Diabetesberaterinnen so gering wie möglich gehalten werden sollte. Die Rolle des HbA1c als alleiniges Qualitätsmerkmal für die Stoffwechseleinstellung ist indes strittig. So ist beispielsweise in der Studie von Pscherer et al. ein höherer HbA1c mit einer Amputation assoziiert (76), in der Auswertung von Bohn et al. weisen aber gerade die Patienten mit einem DFS einen niedrigeren HbA1c im Vergleich zu der Patientengruppe ohne DFS auf (mit DFS: 6,9%, ohne DFS: 7,1%, p>.001) (77). Möglicherweise beeinflusst hier auch die besondere Aufmerksamkeit, die Patienten mit einem DFS ihrem Fußpflegeverhalten zollen, die gesamte Diabeteseinstellung – wohingegen bei die Patienten, bei denen bereits eine Amputation vorgenommen werden musste, auch zuvor eine schlechtere Diabeteseinstellung und ein weniger leitliniengerechtes Fußpflegeverhalten vermutet werden kann. Bestätigt wird diese Annahme in der Studie von Ren et al., in der eine intensive Schulung der Patienten über die Prävention diabetischer Fußulzerationen auch eine signifikante Verbesserung des HbA1c erbrachte, und die Autoren die Aufmerksamkeit der Patienten bezüglich der Diabeteskontrolle als ursächlich diskutieren (78).

Schließlich existieren viele Klassifizierungssysteme, um ein DFS und Ulzerationen beschreiben und vergleichen zu können, so beispielsweise die Klassifikationssysteme nach Fontaine und Rutherford

(79). Das in Deutschland gängigste System, das auch Bestandteil des Fuß-Dokumentationsbogens der Arbeitsgemeinschaft Fuß der Deutschen Diabetes Gesellschaft ist, ist die Wagner-Klassifikation mit den Graden 0 bis 5 (12,80), die aus diesem Grund in der vorliegenden Studie als DFS-Klassifikationssystem genutzt wurde. Eine Kritik an der Wagner-Klassifikation ist die fehlende Differenzierung in Wundgrade sowie ischämische und infektiöse Grade, die eine an den Ursachen oder Begleitkomplikationen der Wunde orientierte Therapie erschweren (79). Daher wird von der US-amerikanischen Society for Vascular Surgery ein Klassifikationssystem beworben, welches Risiken auf Basis von Wunden, Ischämien und Infektionen stratifiziert (79). Die Arbeitsgemeinschaft Fuß der Deutschen Diabetes Gesellschaft hat zur Ergänzung der Wagner-Klassifikation in ihrem Fuß-Dokumentationsbogen auch die Armstrong-Klassifizierung ergänzt, die Wunden hinsichtlich des Vorliegens einer Ischämie oder Infektion genauer beschreibt (siehe dazu auch Abschnitt *1.3.3 Prävention des diabetischen Fußsyndroms*) (12). In der vorliegenden Studie wurde aufgrund der zu untersuchenden Unterschiede zwischen den Patientengruppen mit und ohne DFS vom medizinischen Personal der teilnehmenden Diabetespraxen lediglich die Einteilung in das Klassifikationssystem nach Wagner als Hinweis auf den DFS-Status erbeten.

4.3 Interpretation und Einordnung in die Literatur

Betrachtet man zunächst die Zusammensetzung der Stichprobe der vorliegenden Studie, mag der überproportionale Anteil der Männer (61,6%) darin begründet liegen, dass Männer ein höheres Risiko haben, ein DFS zu bekommen, und deshalb die Befragung für sie besonders relevant war. Die Geschlechterverteilung in der Gruppe der Patienten mit DFS ist mit 72,1% männlichen Teilnehmern (n=106) plausibel, da nach einer Auswertung des Diabetes-Patienten-Verlaufsdokumentation (DPV)-Datensatzes von 2005 bis 2010 die Häufigkeit eines DFS in der Patientengruppe mit Typ-2-Diabetes bei Männer um 59% höher ist als bei Frauen (81). Risse et al. vermuten, dass die höhere Prävalenz der pAVK bei Männern in der Allgemeinbevölkerung ein Grund für die größere Häufigkeit des DFS bei Männern sein könnte. Auch Morbach et al. berichteten in ihrer Langzeitstudie zur Prognose von Fußpatienten von einem Männerüberschuss von knapp 60% (82). In der Patientengruppe ohne DFS zeigte sich in der vorliegenden Studie mit einem Anteil von 43,2% Frauen (n=137) eine ausgewogenere Geschlechtsverteilung als in der Gesamtgruppe. In einem Kongressbeitrag von Bohn et al. wurden ebenfalls Daten der DPV-Datenbank ausgewertet (76): ein Vergleich von Patienten mit und ohne DFS zeigte einen größeren Männeranteil, ein höheres Alter und eine längere Diabetesdauer bei den Patienten mit DFS (77). Einhergehend damit sind auch Amputationen bei Diabetespatienten unabhängig mit höherem Lebensalter, männlichen Geschlecht und längerer Diabetesdauer assoziiert (76,83).

Die Verteilung der Patienten nach der Wagner-Klassifikation stimmt tendenziell mit der Verteilung in der Studie von Jecht et al. überein: in der Auswertung des DFS-Registers von Januar 2005 bis September 2014 hatten knapp 50% der Patienten mit DFS ein Wagner-Stadium von 0 (zusammengesetzt aus Wagner-Klassifikation 0a und 0b), in der vorliegenden Studie 61,3% der Fälle (84). Ein Wagner-Stadium von 1 hatten im Mittel 31%, in der vorliegenden Studie 18%, ein Wagner-Stadium von 2 circa 13%, hier 13,3%, und schließlich ein Wagner-Stadium von 3 bei Jecht et al. circa 4%, in der vorliegenden Studie 7,3% (84).

Das durchschnittliche Alter der teilnehmenden Patienten lag bei 63,8 Jahren. Patienten mit DFS waren mit einem Alter von 65,7 Jahren durchschnittlich 2,8 Jahre älter als die Patienten ohne DFS. Dies ist schlüssig, da neben dem Geschlecht auch die Diabetesdauer und damit beim Typ-2-Diabetes einhergehend das Alter der Patienten einen Risikofaktor für das Auftreten eines DFS darstellt (85). Da ein Einschlusskriterium das Vorliegen eines Typ-2-Diabetes war, ist die Altersstruktur durch einen großen Anteil von Patienten im Alter über 60 Jahren geprägt (12). Über die in der Einleitung aufgeführten Referenzen (12-14) hinaus schildern auch Varlemann et al., dass die Anzahl der Menschen mit Diabetes im Alter zunimmt, über 50% seien älter als 65 Jahre (86). In der Patientengruppe mit DFS war dagegen – wie erwartet – die Gruppe der 70- bis 79-Jährigen mit 34,7% (n=51) am häufigsten vertreten.

Die höchste angegebene Schulbildung der meisten Patienten (40,2%, n=183) war der Haupt- bzw. Volksschulabschluss, mit einer höheren Rate in der Gruppe mit (49,3%, n=70) als in der Gruppe ohne DFS (36,1%, n=113). Insgesamt hatten 30,3% (n=138) ein (Fach-)Abitur oder einen (Fach-)Hochschulabschluss (Patienten ohne DFS: 32,6%, n=102, mit DFS: 25,4%, n=36). Insgesamt sind diese Zahlen mit denen durch das Statistische Bundesamt publizierten Bevölkerungsdaten für das Jahr 2016 vergleichbar. Demnach hatten 38% der Personen im Alter zwischen 55 und 65 Jahren einen Hauptschulabschluss, während dies in der Gruppe der 65-Jährigen oder Älteren 63,1% waren. Ein (Fach-)Abitur bzw. die (Fach-)Hochschulreife hatten 26,2% der Personen im Alter zwischen 55 und 65 Jahren, 20,6% von ihnen hatten einen (Fach-)Hochschulabschluss[7]. Unter den über 64-Jährigen verfügten 16,5% über ein Abitur bzw. die (Fach-)Hochschulreife, und 16,2% über einen (Fach-) Hochschulabschluss (siehe Fußnote 7) (87).

Das bessere Wissen der Patientengruppe mit DFS und auch das leitliniengerechtere Fußpflegeverhalten dieser Patienten mag zum einen durch eine regelmäßige und zum anderen durch individuelle, auf die Bedürfnisse und das Vorwissen der Patienten abgestimmte Beratungen bzw. Einzelschulungen während der medizinischen Behandlung des DFS zurückführbar sein. Auch Senussi et al. berichten von einem besseren Fußpflegeverhalten der Patienten mit einem DFS, wobei sie das Verhalten ebenfalls mit dem NAFF erhoben haben (88). Ihre Annahme, individuelle Einzelschulungen könnten ein wichtiger Aspekt für das Wissen über leitliniengerechtes Fußpflegeverhalten sein, wird unterstützt durch die Forderung nach weiterentwickelten Schulungsansätzen, die auf die Bedürfnisse und Lebensumstände jedes Patienten mit Diabetes abgestimmt sind (89). Außerdem fehlt es an Wiederholungskursen und Kursen, die sich den speziellen Umgangsproblemen mit Folgeerkrankungen widmen (75), obwohl Patientenschulungen als eine wichtige Komponente bei der Therapie des DFS angesehen werden (90) und besonders dann sinnvoll sind, wenn Folgeerkrankungen auftreten (91). Trotzdem gibt es nur eine Schulung, die speziell für Diabetespatienten mit einem DFS angeboten wird: das *„Strukturierte Behandlungs- und Schulungsprogramm für Menschen mit Diabetes und einem diabetischen Fußsyndrom: Den Füssen zu liebe (BARFUSS)"* ist allerdings vom Bundesversicherungsamt nicht akkreditiert (57) und wird daher nicht flächendeckend angeboten. In der Langfassung der Nationalen Versorgungsleitlinie „Diabetes - Strukturierte Schulungsprogramme" (2012) wird eine Verlaufsbeobachtung des BARFUSS-Programms zitiert, die die signifikant positiven Effekte auf das Fußpflegeverhalten und das die Fußpflege betreffende Wissen darstellt (57).

Zugleich sind Verhaltensänderungen oder Änderungen der Lebensgewohnheiten – die notwendig sind für eine gute Durchführung und Umsetzung der therapeutischen Empfehlungen (75) – und das häufig gewünschte Patienten-Empowerment[8] abhängig vom Wissen (93). Einen Zusammenhang zwischen Empowerment und Wissen haben auch von Lengerke et al. in ihrer Auswertung des in der vorliegenden

---

[7] Entspricht der Summe der Anteile der Personen mit einem Bachelor- oder Masterabschluss bzw. Diplom und einer Promotion.
[8] Patienten-Empowerment soll zu einer verbesserten Stellung und mehr Mitbestimmung des Patienten in der Medizin und zu mehr Mitbestimmung beitragen: durch Aktivierung, Informationen und die Beteiligung soll der Patient eine aktivere Rolle in der medizinischen Behandlung übernehmen (92).

Dissertationsschrift nicht ausgewerteten Teilbereichs der Daten gefunden (94). Aufgrund der möglichen nosokomialen Infektion einer chronischen Wunde bei gegebenem DFS wurde in einer Szenariotechnik die Intention der Patienten untersucht, sich an der Prävention nosokomialer Infektionen durch Ansprache des medizinischen Personals auf deren Händehygiene zu beteiligen (94). Dabei stellte sich heraus, dass die Patienten insbesondere dann die Absicht haben, das medizinische Personal an deren Händehygiene zu erinnern, wenn eine institutionelle Einladung dazu erfolgt (94). Allerdings setzte dieser Effekt mindestens einen mittleren Schulabschluss sowie Wissen über die Händehygieneanforderungen bei der Versorgung von Fußwunden voraus (94).

Bei einer Erkrankung wie Diabetes ist das Verhalten der Patienten bereits ausschlaggebend dafür, diese Erkrankung überhaupt zu entwickeln. Weiterhin kann das Verhalten auch ein kritischer Faktor sein, wenn es um die Adhärenz des Patienten bezüglich seiner Behandlung geht (95). Der „Health Action Process Approach" (HAPA-Modell) – ein Prozessmodell zur Erklärung gesundheitlichen Handelns – sieht als einen Faktor, der maßgeblich für die Motivation und damit die Absicht einer Verhaltensänderung ist, die Risikowahrnehmung an (96,97). Personen, die sich selbst als „unter Risiko stehend" einstufen, haben zwar demnach nicht zwingend die Absicht, ihr Verhalten zu ändern, aber sie beginnen über Konsequenzen ihres Verhaltens nachzudenken und ebnen so möglicherweise den Weg zu einer Intention (96). Da allerdings mögliche Folgeerkrankungen des Diabetes wie ein diabetischer Fuß bei Patienten ohne DFS ein abstraktes Risiko darstellen, wird die eigene Vulnerabilität möglicherweise als gering eingeschätzt – ein hemmender Faktor für leitliniengerechtes Gesundheitsverhalten (98). Die Theorie hinter dem HAPA-Modell stützt die These, dass eventuell gerade die Patientengruppe mit DFS aufgrund einer vorangegangenen oder aktuellen Fußbehandlung um ihr Risiko weiß, während der intensiven medizinischen Behandlung Wissenswertes zur eigenen Fußpflege erfährt und ihr Fußpflegeverhalten aufgrund dieser Umstände verbessert (77). Möglicherweise stoßen dieses Patienten, die sich stärker mit ihrer Erkrankung auseinandersetzen und bemüht sind, ihr eigenes Fußpflegeverhalten leitliniengerechter auszuüben, auch eher auf Barrieren, die der Gesunderhaltung ihrer Füße entgegen stehen – im Vergleich zu Patienten, die sich als „nicht gefährdet" einstufen und keine Relevanz für eine Verhaltensänderung sehen. Kulzer beschreibt in einer Publikation zu psychologischen Aspekten bei Typ-2-Diabetes, dass eben gerade Aufbau und Erhalt der Motivation die größten Schwierigkeiten in der Diabetestherapie seien: nicht die Therapiestrategien, sondern deren Anwendung und Umsetzung seien das eigentliche Problem in der Therapie (99). Das Selbstmanagement der Patienten ist in diesem Zusammenhang ebenfalls ein wichtiger Faktor. Diese Patienten, die einer Studie von Laxy et al. compliant mit der Maßnahme „Fußpflege" waren, hatten ein reduziertes Mortalitätsrisiko (62). Fußpflege war eine von sechs untersuchten Selbstmanagement-Dimensionen und definiert als mindestens wöchentlich durchgeführte Kontrolle der Füße auf Wunden (62). Laxy et al. resümierten, dass in den sechs Dimensionen nicht das Selbstmanagement-Verhalten in seiner Komplexität abgebildet werden könne, und dies aufgrund der Multidimensionalität auch schwierig sei: Personen beispielsweise, die regelmäßig ihre Füße untersuchten, seien eventuell auch sensibler in der Wahrnehmung ihres Körpers und entdeckten Veränderungen schneller (62).

Obwohl in Deutschland insbesondere für den Diabetes (eine „Volkskrankheit") eine Vielzahl an Informationen zu Auswirkungen und Konsequenzen der Krankheit existiert, äußerten viele der teilnehmenden Patienten ein Informationsbedürfnis im Umgang mit ihren Füßen. Davies weist in seinen praktischen Punkten zu psychologischen Aspekte der Diabetesbehandlung darauf hin, dass sicherzustellen sei, dass die Patienten die Fähigkeiten und das Wissen haben, den Diabetes behandeln zu können – beispielsweise durch strukturierte Schulungen (89). Trotzdem sieht er auch die Schwierigkeit, Wissen in strukturierten Schulungen zu vermitteln, und plädiert für einen bedürfnisorientierten und die Umstände des Einzelnen berücksichtigenden Schulungsansatz (89). Für eine auf das Individuum maßgeschneiderte Wissensvermittlung spricht sich ebenso Hunter aus (64). Kulzer beschreibt strukturierte Schulungen im Deutschen Gesundheitsbericht Diabetes 2011 als unverzichtbar für eine erfolgreiche Diabetesselbstbehandlung der Patienten (75). Er stellt dar, dass häufig der Umgang mit dem Diabetes durch zu wenig Wissen über die Behandlung und die Erkrankung erschwert wird und auch Lebensgewohnheiten nur schwer veränderbar und oft kontraproduktiv für eine gute Selbstbehandlung sind (75). Insbesondere Hilfen zur Unterstützung bei der Änderung der Lebensgewohnheiten und der Umsetzung der Therapie in den Alltag fehlen seiner Meinung, ebenso wie Wiederholungskurse und Kurse, die sich den speziellen Umgangsproblemen mit Folgeerkrankungen widmen (75). In seinem Fazit geht Kulzer noch auf die Wichtigkeit verbesserter Schulungskonzepte durch die Fokussierung auf Empowerment- und Selbstmanagementansätze ein, um die Diabetesversorgung weiter zu verbessern (75).

Doch auch Schulungen vermögen möglicherweise aufgrund der ihnen eigenen Schwierigkeiten wie beispielsweise „One size fit´s all"-Ansätzen nicht, alle Wissenslücken zu schließen. Eine Verbesserung der Präventionsangebote und der Therapien ist aufgrund der steigenden Anzahl von Patienten mit Typ-2-Diabetes eine dringend erforderliche Public Health-Aufgabe (64). Insbesondere ist dabei zu bedenken, dass das diabetische Fußsyndrom eine der häufigsten Komplikationen eines Diabetes ist. Allein in der Bundesrepublik haben schätzungsweise 250.000 Menschen mit Diabetes eine Fußläsion und etwa 1 Million Menschen mit Diabetes hat ein erhöhtes Risiko, eine Fußverletzung zu erleiden (90). Doch bereits ohne diese hohe Belastung durch ein DFS ist die Lebensqualität von Menschen mit einem Diabetes in Relation zur deutschen Allgemeinbevölkerung reduziert (52). Bei nahezu jedem siebten Patienten legt der Wert des WHO-5-Scores, der das psychische Wohlbefinden misst, eine hohe Wahrscheinlichkeit für das Vorliegen einer Depression nahe (52). Diabetespatienten mit einer Infektion des DFS hatten im Vergleich zu Diabetespatienten ohne Fußbeschwerden ebenfalls eine signifikant reduzierte gesundheitsbezogene Lebensqualität (100).

Eine Diabeteserkrankung ist zusätzlich mit einer erhöhten Inzidenz demenzieller Erkrankungen assoziiert (101). Patienten mit Diabetes sind sowohl betroffen (102), weil sie aufgrund von Hypoglykämien – also Unterzuckerungen – kognitive Einschränkungen erfahren, als auch, weil sie aufgrund kognitiver Einschränkungen häufiger Hypoglykämien erleben (103). Ebenso kann allerdings ein langfristig erhöhter Blutzuckerspiegel laut Varlemann et al. eine mögliche Ursache demenzieller Erkrankungen sein (86). Die Blutzuckerkontrolle ist und bleibt daher in der Diabetesbehandlung ein wichtiger Faktor. Eine strenge Blutzuckereinstellung mit einem HbA1c unter 7%, die Hypoglykämien verursachen kann, war allerdings z. B. in der Studie von Marseglia et al. mit episodischen Gedächtniseinschränkungen assoziiert (104). Marseglia et al. untersuchten u. a. mittels des Mini-Mental-Status-Tests DFS-Patienten ohne Demenz auf ihre kognitive Funktion. Die strenge Blutzuckereinschränkung war auch mit Einschränkungen in der kognitiven Verarbeitungsgeschwindigkeit und im abstrakten Denken der älteren Patientengruppe ($\geq$ 65 Jahre) assoziiert (104). Insgesamt waren in der älteren Patientengruppe Amputationen, mikrovaskuläre Erkrankungen und strenge Blutzuckereinstellung mit eingeschränkten kognitiven Funktionen assoziiert (104). Auch Abdelhafiz und Sinclair beschreiben, das insbesondere bei älteren Patienten die Adhärenz mit der eigenen Diabetesbehandlung, wie z. B. der Fußkontrolle, in dem Maße abnimmt, wie kognitive Einschränkungen zunehmen (105).

Diese kognitiven Einschränkungen können möglicherweise insbesondere bei Personen mit einem DFS auch Auswirkungen auf das Wissen haben. Zunächst scheint u. a. durch eine längere Diabetesdauer und schlechtere Stoffwechseleinstellung ebenso wie durch bereits vorhandene Wissenslücken im Hinblick auf leitliniengerechtes Fußpflegeverhalten das Risiko für das Auftreten eines DFS erhöht zu sein. Der

Umstand, dass in der vorliegenden Studie Patienten mit DFS ein besseres Wissen hatten, mag in der engmaschigen Betreuung und möglicherweise veränderten Risikowahrnehmung begründet sein. Hier wäre eine Langzeitstudie wünschenswert, die über einen längeren Beobachtungszeitraum zunächst das Wissen der neudiagnostizierten Diabetespatienten ermittelt und dann anhand regelmäßiger Erhebungen des Wissens gegebene Zusammenhänge zwischen Wissen und dem Auftreten eines DFS identifizieren könnte. Da die Prävalenz des DFS gering ist, wäre hier allerdings eine große Stichprobe nötig. Alternativ ist hier an die Einführung eines bereits oft geforderten nationalen Diabetesregisters zu denken. Das in der vorliegenden Studie ebenfalls festgestellte bessere bzw. leitliniengerechtere Fußpflegeverhalten innerhalb der Patientengruppe mit DFS ist aufgrund der bestehenden Assoziation zwischen Wissen und Verhalten nicht vom Wissen losgelöst zu betrachten, und kann ebenfalls in der individuellen und engmaschigen Betreuung der Fußpatienten begründet sein.

An dieser Stelle ist auch die Verantwortung des medizinischen Personals bzw. pflegender Angehöriger zu nennen, die besonders bei älteren Patienten in die Planung der Behandlung einbezogen werden sollte (106). Circa 20% der 75- bis 80-jährigen Patienten sind an einem Diabetes mellitus erkrankt. Viele dieser geriatrischen Patienten sind durch Multimorbidität oder alterstypische Einschränkungen nicht mehr dazu in der Lage, alltägliche Verrichtungen des Lebens selbstständig durchzuführen, wie z. B. die empfohlene tägliche Kontrolle der Füße (107). Circa 80% der geriatrischen Patienten können sich laut einer Studie von Wernecke et al. nicht mehr selbstständig die Fußsohlen kontrollieren (108). Bei Patienten mit einem DFS ist die Druckentlastung eines der ersten Therapiemittel (108). Lange Bettlägerigkeit und Immobilität erhöhen allerdings das Risiko der älteren Patienten, Folgekomplikationen wie Lungenentzündungen oder Thrombosen zu entwickeln (108). Hier ist eine vorsichtige Mobilisierung notwendig, die nur mit geeignetem und speziellem Schuhwerk erfolgen kann (108), da die Erhaltung der Beweglichkeit für geriatrische Patienten wichtig ist, wozu nach Zeyfang und Feucht auch die Fußpflege gehört (106). Diese Autoren greifen ebenfalls die Besonderheiten der Diabetesschulung bei älteren Menschen auf. Demnach müssen nicht nur die Schulungsinhalte an das bereits vorhandene Wissen anknüpfen und auf die Bedürfnisse der älteren Menschen abgestimmt sein, sondern insbesondere auch Elemente zum eigenen Ausprobieren und Durchführen der gelernten Inhalte enthalten, die für die Lernerfolge wichtig sind (106). Ahmad Sharoni et al. stellten in ihrem Review die Ergebnisse von Schulungsprogrammen auf die Verbesserung des Fußpflegeverhaltens und der Fußprobleme ältere Diabetespatienten dar. Dabei zeigte sich, dass unterschiedliche Interventionen und Ansätze insgesamt einen positiven Effekt auf das Fußpflegeverhalten der älteren Patienten und weniger Fußprobleme zur Folge hatten (109). Bereits die aktive Einbeziehung von Patienten in Behandlungsentscheidungen kann positive Effekte auf die Gesundheit der Patienten sowohl in physiologischer wie auch funktioneller Hinsicht haben (110).

Trotz der Unterschiede zwischen den Patientengruppen mit und ohne DFS kann in der vorliegenden Studie insgesamt von einem guten Wissens- und Fußpflegeverhaltensniveau gesprochen werden. Doch zugleich existiert wie in anderen medizinischen Bereichen – beispielsweise bei der Händedesinfektion bei medizinischem Personal (111) – eine Lücke zwischen dem Wissen über eine leitliniengerechte Fußpflege und dem Fußpflegeverhalten. In der vorliegenden Studie wurde dazu eine Analyse der Barrieren, die die Umsetzung von Wissen in Verhalten erschweren könnten, integriert. Auch hier gab es Unterschiede zwischen den Patientengruppen mit und ohne DFS. Dass die Patienten mit DFS signifikant mehr Barrieren in der Gesunderhaltung ihrer Füße wahrnehmen, mag dabei darauf zurück zu führen sein, dass sie im Durchschnitt älter waren und sie so beispielsweise die körperlichen Einschränkungen in der Fußpflege deutlicher wahrnahmen als die Patientengruppe ohne DFS. In einer Studie von Seid und Tsige wurden Barrieren in der Fußpflege bei Menschen mit Diabetes in Äthiopien untersucht (112). Neben einer schlechten Kommunikation zwischen den Patienten und den medizinischen Leistungserbringern und Unannehmlichkeiten im Berufsleben wurden auch hier fehlende Informationen (genauer: „Ich wusste nicht, was ich tun sollte") als Barrieren für das Fußpflegeverhalten genannt (112). Die fehlenden bzw. ungenügenden Informationen waren in der vorliegenden Studie ebenfalls eine der häufigsten wahrgenommenen Barrieren in beiden Patientengruppen. Bei Guell und Unwin, die eine qualitative Studie zu Barrieren in der Fußpflege in einem Entwicklungsland berichten, nahmen die Patienten neben fehlender Infrastruktur ebenso finanzielle Belastungen durch die Fußpflege wahr (113). Die Patienten mit DFS in der vorliegenden Studie nahmen signifikant häufiger Barrieren durch die Beeinträchtigungen des alltäglichen Lebens (durch die Entlastung des Fußes) und die eingeschränkte bzw. fehlende Wahrnehmung der Füße wahr. Dies mag darin begründet liegen, dass diese Barrieren sehr auf die Einschränkungen der Patienten mit einem DFS zugeschnitten waren. Diese Barrieren können zum einen für die signifikant mehr wahrgenommenen Barrieren innerhalb der Patientengruppe mit DFS verantwortlich sein, und weisen zudem darauf hin, dass gerade für die Barrieren, die die Lebensqualität der Menschen mit DSF deutlich verschlechtern, noch keine Hilfen zur Überwindung der Einschränkungen gefunden wurden, welche die Patienten mit DFS in ihrer veränderten Lebensführung unterstützen.

Der in der vorliegenden Studie gefundene Zusammenhang zwischen Wissen und Verhalten findet sich ebenfalls in der Studie von Seid und Tsige (112). Sie untersuchten neben den Barrieren in der Fußpflege auch das Wissen und das Fußpflegeverhalten (letzteres mit einer verkürzten Version des NAFF). Sie fanden ebenfalls einen signifikanten Zusammenhang zwischen dem Wissen über Fußpflege und dem eigenen Fußpflegeverhalten (112). Patienten mit einem besseren Wissen übten eine bessere Fußpflege aus als solche Patienten mit weniger Wissen (112). In einer indischen Studie von George et al. wurde ebenfalls ein Zusammenhang zwischen wenig Wissen und schlechterem Fußpflegeverhalten berichtet, wobei das Fußpflegeverhalten dort ebenfalls mit dem NAFF erhoben wurde (114).

Der Befund, dass der Zusammenhang zwischen Wissen und Verhalten sowohl bei den Patienten mit wenigen als auch bei denen mit vielen wahrgenommenen Barrieren nur in der Patientengruppe mit DFS signifikant blieb, mag darin begründet liegen, das diese Patienten aufgrund ihres DFS und der bekannten Einschränkungen auch hinsichtlich der Lebensqualität in einem besonderen Maße daran interessiert waren, keine erneute Läsion zu erleiden oder die vorhandene Wunde möglichst rasch abheilen zu lassen. Die eigene Vulnerabilität (i. S. des Zustands der eigenen Füße) unterstützt möglicherweise in einem erheblichen Maß die Umsetzung des Wissens in Verhalten. Dass in der Patientengruppe ohne DFS kein signifikanter Zusammenhang zwischen dem Wissen und dem Verhalten bei Berücksichtigung der Barrieren bestehen bleibt, lässt sich möglicherweise dadurch erklären, dass die eigene Risikowahrnehmung nicht angesprochen wird. Die positiven Konsequenzen, die ein präventives Verhalten haben kann, sind bei bisher nicht betroffenen Patienten unsicher und aufgrund fehlender Beschwerden schwer nachvollziehbar (65,115). Damit sinkt die Motivation, das eigene Verhalten anzupassen (65). Für viele Patienten sind andere Folgeerkrankungen, die zum Beispiel das Augenlicht betreffen, mit einer höheren Schrecklichkeit verbunden als ein eventuell auftretendes DFS (116). Ein weiterer Umstand, der ein DFS als ernstzunehmende Komplikation eines Diabetes in den Hintergrund treten lässt, ist der nahezu schmerzlose Zustand, mit dem Neuropathien in vielen Fällen auftreten (116). Diese Störungen in der Nervenleitgeschwindigkeit führen dazu, dass Patienten mit einer Neuropathie ihre Füße ohne die Ergänzung durch Sinnesorgane wie die Hände nicht mehr spüren: ihre Füße werden zu Bestandteilen der Umgebung, sind nicht mehr Teil des eigene Körpers (39,117,118). Gerade deshalb ist es erforderlich, Patienten nicht nur nach auftretenden Beschwerden zu fragen, sondern sich während der medizinischen Behandlung gezielt die Empfindungen an den Füßen oder in der Fußregion beschreiben zu lassen

(118,119). Denn zu den häufigsten Fehlern zählt laut Risse das Übersehen einer Neuropathie (117). Gleichzeitig stellt er die Neuropathie als einzige Ursache eines DFS dar, eine pAVK oder Ischämie sind seiner Meinung nach lediglich als Auslöser einer Läsion zu betrachten (117).

Informationen zum Umgang mit ihren Füßen wünschten sich in der vorliegenden Studie etwa drei Viertel der Stichprobe. Es existierten außerdem keine signifikanten Unterschiede hinsichtlich der gewünschten Art der Informationsübermittlung zwischen der Patientengruppe mit und ohne DFS. Dies bedeutet, dass sowohl Patienten mit als auch ohne DFS eine Informationsübermittlung durch eine ausführliche Broschüre bevorzugen und legt die Vermutung nahe, dass beide Patientengruppen mit einer solchen Broschüre zur Behandlung des diabetischen Fußes erreicht werden könnten. Die vorliegenden Ergebnisse sprechen für einen Zusammenhang zwischen der Anzahl wahrgenommener Barrieren und dem Informationsbedürfnis der Patienten. Insgesamt ist festzustellen, dass das Informationsbedürfnis in Zeiten von Patientenbeteiligung und Empowerment zunimmt. Müller untersuchte das Informationsverhalten von Diabetespatienten und trifft (vgl. Abschnitt 3.2.1 Informationsbedürfnis – eine Definition, S. 12) die Aussage, dass, je weniger Wissen vorläge und je wichtiger die Gesundheit empfunden würde, desto größer das Informationsbedürfnis der Patienten sei (120). Diese Aussage wird in der vorliegenden Arbeit nicht bestätigt. Es zeigte sich ausschließlich ein Zusammenhang zwischen dem Bedürfnis nach Informationen und dem Wahrnehmen von Barrieren: je mehr Barrieren die Patienten wahrnahmen, desto eher hatten sie ein Informationsbedürfnis. Das Informationsbedürfnis von Patienten mit Diabetes oder einen diabetischen Fußsyndrom ist nach Stephan et al. ein vergleichsweise wenig erforschtes Gebiet. Stephan et al. forderten daher weitere Studien zu diesem Thema, auch deshalb, weil der Anteil an Patienten mit Diabetes in ihrer Studie, die sich Informationen zu Folgeerkrankungen wünschten, hoch war (121). Zusammenfassend lässt sich festhalten, dass ein Informationsbedürfnis nicht zwangsweise aus fehlendem Wissen resultiert, sondern seinen Ursprung auch in durch Patienten wahrgenommene Barrieren haben kann. Ursachen hierfür mögen der Wunsch nach Empfehlungen zum Umgang mit auftretenden Barrieren und zur Überwindung alter Gewohnheiten und Verhaltensmuster sein. Die reine Wissensvermittlung ist an dieser Stelle eventuell nicht die richtige Wahl, um die Patienten zu erreichen, und sollte durch praktische Verhaltenstipps und Übungen ergänzt werden. Weitere vertiefende Forschung zu diesem Bereich ist notwendig, um auch die vorhandenen Schulungsinhalte noch besser an die Bedürfnisse der Patienten anpassen zu können.

Über die Rolle der Versorger und ihrer Überzeugungen in Bezug auf das Wissen, die wahrgenommenen Barrieren und das Fußpflegeverhalten der Patienten bei einem DFS wird nur in wenigen Publikationen über die medizinische Versorgung der Wunden hinaus berichtet. Kiernan weist den Podologen eine wichtige Rolle in der Verbesserung der patienteneigenen intrinsischen Motivation zur Verhaltensänderung zu (122). Bezug nehmend auf das HAPA-Modell kann die Motivation zu gesundheitsrelevantem Verhalten auch über die Selbstwirksamkeitserwartung gestärkt werden, die sich durch die soziale Unterstützung des (in diesem Falle) Podologens verbessern lässt (96). Van Houtum geht in seinen Ausführungen ebenfalls hauptsächlich auf die medizinische Versorgung der diabetischen Füße durch das medizinische Personal ein (2). Mögliche Barrieren, die van Houtum in der Implementierung der Fußpflege erkennt, sind fehlendes Wissen über adäquate Fußpflege auf Seiten der Anbieter, ihre eigenen Überzeugungen bezüglich der Erreichbarkeit der medizinischen Hilfe sowie Patienten, die alternative Heilmethoden ausprobieren, und Unterschiede innerhalb der Institutionen hinsichtlich des Spektrums und der Qualität und Behandlungsunterschiede zwischen einzelnen Berufsgruppen, z. B. Internisten, Orthopäden und Gefäßchirurgen (2,40,123). In der qualitativen Studie von Guell und Unwin zu Barrieren in der Fußpflege in einem Entwicklungsland (Barbados) wird die Fußpflege der Patienten durch das medizinische Personal als zweitrangig betrachtet (113). Im Fokus steht die Blutzuckereinstellung, die es zu verbessern gilt, um Komplikationen des Diabetes zu verhindern, wobei die Selbstfürsorge des Patienten mehr als Teil einer insgesamt erfolgreichen Diabetesbehandlung zu sehen ist (113). Es werden aber auch Bedenken durch das medizinische Personal geäußert, dass die Patienten das Selbstmanagement des Diabetes und die Wichtigkeit der Fußpflege unterschätzen (113). Ein weiteres Hemmnis sind die in diesem Fall dargestellten strukturellen Probleme bezüglich der Verantwortlichkeit im Hinblick auf die Schulungsdurchführung und des Fußscreenings (113). Crawford et al. beschreiben in ihrer Studie zur Implementierung einer schottischen Behandlungsinformation in der klinischen Routineversorgung, dass das medizinische Personal in regelmäßigen Abständen die Füße der Patienten kontrolliert und diese Kontrolle als wichtig für Prävention ansieht, allerdings die Informationsweitergabe zu Fußerkrankungen nicht als vordringlich empfand (124). Übertragen auf ein Land wie Deutschland ist es ebenfalls denkbar, dass in der medizinischen Behandlung die Einstellung medizinischer Parameter im Vordergrund steht, und Verantwortlichkeiten in Bezug auf die Wissensvermittlung zu leitliniengerechter Fußpflege nicht abschließend geklärt sind. Sun et al. beschreiben eine Kombination aus Schulungen für das medizinische Personal und Patienten als wichtig, um den Patienten die notwendigen fußspezifischen Informationen in Gruppenschulungen zukommen zu lassen (125). Pataky et al. erklären, dass eine multimodale Schulung des medizinischen Personals positive Effekte auf das Wissen über Fußulzerationen und deren Komplikationen hatte, und sich auch die Behandlung der Fußulzerationen langfristig verbesserte (126). Auch wenn in der Literatur die Sicht des medizinischen Personals auf Schulungen und das Fußpflegeverhalten der Patienten bisher vergleichsweise wenig beachtet wurde, so kann bereits die Beschäftigung des Patienten mit Teilaspekten der Diabetesbehandlung wie der Fußpflege positive Effekte auf Outcomes wie den HbA1c haben (78).

Auch vor dem Hintergrund der Zuwanderung ergeben sich weitere Schwierigkeiten für die Prävention und Behandlung des DFS. Hjelm et al. untersuchten diese bereits 1998 in einer Studie zu Sichtweisen, die das medizinische Personal bzgl. der Überzeugungen zu Gesundheit und Krankheit von Migranten mit Diabetes hat (127). Das Wissen der Migranten bezüglich körperlicher Funktionen und Zusammenhänge sowie den Diabetes betreffend erschien dem medizinischen Personal weniger gut. Zudem erwarteten sie bei den Migranten Kommunikationsschwierigkeiten und kulturelle Spezifika, die die Compliance beeinflussen könnten (127). Im Jahr 2016 untersuchten Hjelm et al. den Einfluss der Überzeugungen bezüglich Gesundheit und Krankheit bei Personen mit europäischem und nicht-europäischem Migrationshintergrund in Schweden (128). Dabei glaubten die meisten der Befragten, dass Fußwunden nur schwer zu vermeiden seien, und hatte außerdem ein relativ geringes Wissen bezüglich der eigenen Fußpflege (128). In einer deutschen Querschnittstudie wurde die diabetesspezifische Gesundheitskompetenz türkischstämmiger Menschen mit Typ-2-Diabetes untersucht (129). Dabei zeigten sich u. a. Sprachschwierigkeiten und eine geringe verhaltensrelevante Kompetenz, die mit der Schulungsteilnahme kovariierte (129). Kofahl et al. sprechen sich für an die Gruppe der türkischstämmigen Menschen angepasste Schulungen aus (129). Gewaltig verglich die stationäre Versorgung des DFS bei Patienten mit und ohne Migrationshintergrund (130). Die Patienten mit Migrationshintergrund waren durchschnittlich signifikant älter als diejenigen ohne Migrationshintergrund, die Prävalenz lag in der Gruppe der Migranten unter der vermuteten, und der Vergleich der Erkrankungsschwere erbrachte keine Unterschiede (130). Um abschließend zu klären, wie diese Unterschiede zustande kommen, sind nach Ansicht des Autors weitere Untersuchungen notwendig (130). Vor Hintergrund der genannten Studienergebnisse ist es besonders wichtig, Schulungen nicht nur an den aktuellen Betroffenheitsstatus und Wissensstand anzupassen, sondern auch kulturelle Unterschiede in der Konzeption innovativer Schulungen einzubeziehen.

Um Fußulzerationen und weitere Komplikationen zu vermeiden ist es wichtig, besonderes Augenmerk auf die Prävention von Fußschäden zu haben (131). Eine Möglichkeit besteht in der Verbesserung des Fußpflegeverhaltens, deren positive Effekte in einem Review von Navarro-Flores et al. beschrieben wurden (132). Insgesamt sind vor dem Hintergrund der Ergebnisse der vorliegenden Studie Schulungen als geeignete Möglichkeit anzunehmen, das Fußpflegeverhalten der Patienten durch Wissensvermittlung und Hilfen zur Verhaltensänderung zu verbessern. Der positive Effekt von Schulungen konnte u. a. bereits durch Nemcová und Hlinková nachgewiesen werden (133,134). Nach einer Patientenschulung wurden in sieben von neun randomisiert-kontrollierten Studien eine Verbesserung des Fußpflegeverhaltens und in fünf von acht solcher Studien ein Verbesserung des Fußpflegewissens festgestellt, wobei die Verbesserung des Wissens allerdings zeitlich limitiert war (135). Kurzfristige Maßnahmen können nach Kulzer auch keinen langfristigen Erfolg in der Lebensstiländerung erreichen; hierzu sind längerfristige Strategien gefordert (99), die auch die regelmäßige Wiederholung der Inhalte und ein an die Bedürfnisse der Patienten angepasstes Schulungsmodell vorsehen (136,137).

Wichtig für das Überwinden wahrgenommener Barrieren, die etwa der regelmäßigen Fußinspektion entgegenstehen, ist auch eine positive Fehlerkultur, um Barrieren erkennen und angehen zu können (99). Auch sollten die Barrieren Berücksichtigung bei der Entwicklung neuer Interventionen finden, denn eine fehlende Adhärenz gilt beispielsweise immer noch als „sozial unerwünschtes Verhalten", und wird deshalb oftmals nicht von den Patienten zugegeben (136). Mögliche Hindernisse werden deshalb in vielen Fällen nicht erkannt. Weiterhin werden die Patienten oftmals erst bei sichtbaren Komplikationen an einen Podologen verwiesen, obwohl die eigene Fußinspektion selten und nicht leitliniengerecht durchgeführt wird (138) und eine Assoziation zwischen der vermehrten Nutzung podologischer Einrichtungen und dem Rückgang der Majoramputationen in Deutschland nachgewiesen wurde (139).

Neben der Überwindung von Wissens-Verhaltens-Lücken und wahrgenommener Barrieren bei der Fußpflege ist es jedoch bereits in der Prävention des Typ-2-Diabetes wichtig, dass die Patienten sich bewusst sind, zu einer Risikogruppe zu gehören (140). Auch die Selbsteinschätzung der Patienten mit Diabetes bezüglich ihres Fußgesundheitsstatus ist wichtig (141), da fehlendes Bewusstsein von Fußproblemen insbesondere ältere Menschen betrifft, die aufgrund ihres Alters bereits ein erhöhtes Risiko für Fußprobleme haben (142). In einer Untersuchung eines namenhaften Herstellers von Fußpflegeprodukten waren sich fast 70% der befragten Menschen mit Diabetes nicht bewusst, dass sie auf die Gesundheit ihrer Füße achten müssen (143). Zugleich ist ein gewisses Maß an Krankheitsverständnis ist wichtig für ein gutes Fußpflegeverhalten. Perrin et al. fanden heraus, dass die Patienten, die am überzeugtesten von einem Zusammenhang zwischen mangelhafter Fußpflege und Fußulzerationen waren, trotz allem signifikant mehr potentiell fußgefährdendes Verhalten zeigten (144). Motivation alleine reichte nach Perrin et al. vermutlich nicht aus, und ein Grundverständnis der Ursachen sei ebenfalls vonnöten (144). Neben dem Wissen und den Überzeugungen sind auch weitere psychologische Faktoren wichtig für das Selbstmanagementverhalten der Patienten, wie zum Beispiel die Fähigkeit, Probleme zu lösen und Selbstregulation vorzunehmen (145). Doch trotz fehlenden Wissens sind beispielsweise 80% der Befragten in einer brasilianischen Studie dazu bereit, sich bei der Fußpflege zu engagieren (146). Um die Selbsteinschätzung der Patienten zu verbessern und damit auch die Amputationsrate bei Menschen mit einem DFS zu verringern, sind Patientenschulungen unabdingbar (44). Deakin et al. stellten in ihrem Review zum gruppenbasierten Training für Selbstmanagementstrategien bei Patienten mit einem Typ-2-Diabetes fest, dass Schulungen positive Effekte auf das Fußpflegewissen und das Fußpflegeverhalten hatten (147). Auch in anderen Studien wurde dieser Effekt sichtbar (148). Die Schulung als Mittel der Wahl steht auch in der Behandlung älterer Patienten mit Typ-2-Diabetes im Vordergrund – soweit wie dies möglich ist

(106). Eine Kombination aus Selbstmanagement (eventuell durch die Erarbeitung von Lösungsstrategien bei Umsetzungsproblemen) und Wissensvermittlung erscheint vor den Ergebnissen der vorliegenden Studie eine adäquate Diabetesschulung für Patienten mit und ohne DFS darzustellen, wobei die Outcomes bei Studien mit „Selbstmanagement" als Schwerpunkt bei Weitgasser et al. besser waren (149).

Das Fußpflegeverhalten ist ein wichtiger Teil der Prävention eines DFS (33). Nach Struller et al. gehört zu den Eckpfeilern der Primärprävention, die im Vordergrund der Versorgung stehen sollte, die Schulung des Patienten hinsichtlich der Fußselbstuntersuchung und der Fußpflege (33). Des Weiteren nennt er noch die Identifikation von Hochrisikopatienten, die regelmäßige Inspektion der Füße und Schuhe, das Tragen geeigneten Schuhwerks und die Behandlung krankhafter Veränderungen als präventive Eckpfeiler (33). Zur Behandlung des DFS sind außerdem multidisziplinäre Teams vonnöten, welche koordiniert und nach inhaltlichen und formalen Vorgaben zusammenarbeiten (33,150,151). Zur Primärprävention eines Ulkus gehören nach Barshes et al. neben der Identifizierung von Risikofaktoren auch die Patientenschulung und die Förderung bestimmter Verhaltensweisen, die das Risiko eines Traumas minimieren sollen (152). Wenn sich ein Ulkus ausgebildet hat, kommt dem Patienten auch hier, also in der Sekundärprävention, eine wichtige Rolle zu, um Wunden und Ulzerationen zu erkennen. Tägliche Kontrollen sind allerdings – selbst wenn sie in den angeratenen Zeitabständen erfolgen – nicht zielführend, wenn die Patienten nicht erkennen, was sie sehen und ihr weiteres Verhalten nicht dementsprechend anpassen und beispielsweise ihren behandelten Arzt nicht umgehend informieren (152). In der Tertiärprävention, die Barshes et al. beschreiben, steht die adäquate Behandlung des Fußulkus im Vordergrund, bei der dem Patienten eine untergeordnete Rolle zu (152). Lincoln et al. untersuchten eine Schulungsmaßnahme für die Sekundärprävention von Fußulzerationen bei Patienten mit Diabetes (153). Dabei zeigte sich, dass sich das Fußpflegeverhalten, welches ebenfalls mit dem NAFF erhoben wurde, in der Interventionsgruppe signifikant verbesserte, es allerdings keine signifikanten Effekte auf die emotionale Befindlichkeit, die Lebensqualität und Amputationen gab (153). Die Interventionsgruppe erhielt dabei im Vergleich zur Kontrollgruppe eine individuell zugeschnittene Schulung im heimischen Umfeld durch einen speziell geschulten Schulungsleiter, und die Intervention erfolgte in jeweils einer Stunde im Zeitraum von vier Wochen (153). Lincoln et al. folgerten, dass bei Hochrisikopatienten weitere Forschung notwendig ist, um geeignete Formen der Wissensvermittlung zu identifizieren (153). Insgesamt wird der Patientenschulung allerdings eine zentrale Rolle auch in der Reduzierung erneut auftretender Ulzerationen zugesprochen (154).

Schließlich sind Patientenschulungen wichtiger Bestandteil der medizinischen Rehabilitation chronisch Kranker (91) und Prävention nur dann erfolgreich, wenn die Patienten schon vor dem Auftreten eines DFS intensiv beraten und geschult werden (31). Die Patientenschulung ist ein wichtiger Bestandteil der Therapie (31). Auch wenn in Deutschland aufgrund der Verankerung des Zugangs zu Schulungen in die Disease-Management-Programme gute Voraussetzungen für ein Grundverständnis der Erkrankung und wichtigste Informationen zur Behandlung des Diabetes gegeben werden, sind Wiederholungsschulungen auch vom Engagement des Patienten abhängig (155). Für die Komplikation DFS steht mit dem „BARFUSS-Programm" allerdings nur eine spezifische Schulung für diese Art der Folgeerkrankung zur Verfügung (155).

5. Schlussfolgerungen und Fazit

Zusammenfassend lässt sich festhalten, dass insgesamt das Wissens- und Verhaltensniveau hinsichtlich der Fußpflege innerhalb der Studienpopulation gut ist. Zugleich existieren Unterschiede hinsichtlich des Wissens, der wahrgenommenen Barrieren und des Fußpflegeverhaltens zwischen den Patientengruppen mit und ohne DFS. Patienten mit DFS wissen mehr über leitliniengerechtes Fußpflegeverhalten, nehmen jedoch auch mehr Barrieren in der Gesunderhaltung ihrer Füße wahr, und verhalten sich insgesamt leitliniengerechter. Auch wenn das Wissens- und Fertigkeitsniveau nicht ohne Einschränkungen auf die gesamte Population von Menschen mit Typ-2-Diabetes in Deutschland übertragen werden kann, so kann doch insgesamt von einer guten Wissensvermittlung in der Versorgung von Diabetespatienten in der vorliegenden Population gesprochen werden.

Der Einfluss des Wissens auf das Fußpflegeverhalten verdeutlicht die Bedeutung von Schulungen, die den Patienten das notwendige Wissen zur Prävention und Behandlung eines DFS nahebringen. Besonders in der Patientengruppe ohne DFS ist ein Bedarf an vermehrter Wissensvermittlung und Verhaltenstipps zu konstatieren. Aufgrund des Zusammenhangs zwischen Wissen und Verhalten in der Patientengruppe mit DFS könnte eine an die Bedürfnisse und mangelnde Risikowahrnehmung der Patientengruppe ohne DFS anknüpfende Schulung gute Effekte sowohl auf das Wissen als auch das Fußpflegeverhalten der Patienten erzielen. Eine spezielle Schulung zu einzelnen Folgekomplikationen wie dem DFS hätte das Potenzial, das Wissen als fördernden Faktor für ein günstigeres Fußpflegeverhalten innerhalb der Patientengruppe mit DFS weiter zu verbessern und damit einhergehend auch positive Effekte auf das Verhalten auszuüben. Wichtig wären an dieser Stelle auch Hilfen zur Verhaltensänderung und zur Überwindung der wahrgenommenen Barrieren, auch wenn sie als hemmender Faktor eines günstigeren Fußpflegeverhaltens eher zweitrangig sind. Nichtsdestotrotz sind die Barrieren, die die Patienten mit DFS in der Gesunderhaltung ihrer Füße wahrnehmen, von entscheidender Wichtigkeit für die Lebensqualität der Patienten und sollten deshalb auf der Grundlage weiterer Forschung versucht werden abgebaut zu werden.

Der Umstand, dass nahezu alle Patienten der Studienpopulation an einer Schulung zum Diabetes teilgenommen haben und trotzdem viele Patienten noch ein Informationsbedürfnis hinsichtlich des diabetischen Fußes hatten, zeigt, dass spezielle Schulungen zu den Folgekomplikationen eines Diabetes erforderlich sind und den Patienten aufgrund ihrer Betroffenheit unterschiedliche Inhalte zugänglich gemacht werden sollten.

Der Zusammenhang zwischen der Anzahl der wahrgenommenen Barrieren und dem Informationsbedürfnis deutet darauf hin, dass ein Informationsbedürfnis nicht zwangsweise aus fehlendem Wissen resultieren muss, sondern seinen Ursprung auch in durch die Patienten wahrgenommenen Barrieren haben kann. Ursachen hierfür mögen der Wunsch nach Empfehlungen zum Umgang mit auftretenden Barrieren und zur Überwindung alter Gewohnheiten und Verhaltensmuster sein. Die reine Wissensvermittlung ist an dieser Stelle eventuell nicht die richtige Wahl, um diese Patienten zu erreichen, und sollte durch praktische Verhaltenstipps und Übungen zum Alltagstransfer ergänzt werden. Weitere vertiefende Forschung zu diesem Bereich ist notwendig, um auch diese Inhalte noch besser an die Bedürfnisse der Patienten anpassen zu können.

Eine Möglichkeit, chronisch kranke Patienten in der eigenverantwortlichen Behandlung ihrer Krankheiten zu unterstützen, könnte die Einführung einer elektronischen Gesundheitsakte sein, die auch die Patienten mit Informationen zum Umgang mit ihrer Erkrankung versorgt und sie damit dazu befähigt, in der Selbstbehandlung oder Prävention beispielsweise eines Fußsyndroms mit den behandelnden Ärzten zusammenzuarbeiten (156). Auch die Telemedizin könnte als Ergänzung zur Patientenschulung die Patienten in ihrem privaten Umfeld unterstützen (157). Die Motivation und das Empowerment der Patienten könnte so auch außerhalb der Diabetespraxis verbessert und langfristig positiv beeinflusst werden (157). Ein mögliches Einsatzgebiet der Telemedizin im Bereich des DFS könnte darin bestehen, durch regelmäßige Nachrichten an die Fußpflege erinnert zu werden und während der Fußkontrolle mit einem Diabetologen oder Wundassistenten vernetzt zu sein, um die fachliche Kompetenz in die Kontrolle zu integrieren und so das zu späte Erkennen von Läsionen zu vermeiden. Eine von Clark beschriebene Untersuchung zu automatischen Erinnerungsanrufen zeigte bereits positive Effekte unter anderem auf die Fußpflege der Patienten (158).

Neben der Verbesserung des Fußpflegeverhaltens durch Wissensvermittlung und Telemedizin sind an dieser Stelle auch die Einflussmöglichkeiten des medizinischen Personals beziehungsweise der Versorger zu nennen. Ein Zusammenhang zwischen dem höheren Wissens- und besseren Fertigkeitsniveau der Patienten mit DFS ist eventuell auch auf eine intensivere und individuelle Betreuung der Patienten während der regelmäßigen medizinischen Behandlungen zurückzuführen. Auch ohne ein diabetisches Fußsyndrom ist es wichtig, alle Diabetespatienten regelmäßig auf ihre Füße anzusprechen und den aktuellen Versorgungszustand der Füße sowohl in organischer wie auch pflegerischer Hinsicht zu erheben. Die kurze Wiederholung wichtiger Maßnahmen im Umgang mit dem DFS während der Untersuchung könnte hilfreich sein, die Wahrnehmung der Patienten sowohl im Hinblick auf ihre eigene Vulnerabilität als auch ihre Unterstützungsmöglichkeiten hinsichtlich der Prävention eines DFS zu stärken. Des Weiteren sind geeignete Informationsmaterialien, insbesondere in Form geeigneter Broschüren, eine Möglichkeit, die Patienten über den Umgang mit diabetischen Füßen und Füßen von Menschen mit Diabetes zu informieren. Auch diese Informationsmaterialien sollten an die unterschiedlichen Patientengruppen hinsichtlich ihres Alters, ihrer Herkunft und des Fußstatus angepasst werden, um möglichst viele Patienten zu erreichen.

Das präventive Potenzial, das leitliniengerechtem Fußpflegeverhalten inhärent ist, sollte durch weitergehende, vertiefende Forschung herausgearbeitet und der steigenden Zahl von Menschen mit Diabetes rechtzeitig zugänglich gemacht werden, um eines Tages ein Ziel der St. Vincent-Deklaration von 1989 – die Reduktion der Amputationen aufgrund diabetesbedingter Gangräne um mindestens die Hälfte – erreichen zu können.

Tabellenverzeichnis

Tabelle 1	Übersicht über strukturelle Merkmale der Praxen und der jeweiligen Vorgehensweise bei der Studiendurchführung	22
Tabelle 2	Responsestatistik insgesamt	25
Tabelle 3	Responsestatistik der Patienten mit DFS	25
Tabelle 4	Responsestatistik der Patienten ohne DFS	26
Tabelle 5	Items zum Fußpflegewissen	27
Tabelle 6	Items zu den wahrgenommenen Barrieren	28
Tabelle 7	Items zum Fußpflegeverhalten (deutsche Übersetzung des NAFF)	30
Tabelle 8	Stichprobenbeschreibung nach soziodemografischen und diabetesbezogenen Angaben	35
Tabelle 9	Mittelwerte, Standardabweichungen und p-Werte zu den Summenscores Wissen, Barrieren und Verhalten nach soziodemografischen und diabetesbezogenen Angaben	37
Tabelle 10	Unterschiede hinsichtlich der richtigen Antworten der Patientengruppe mit und ohne DFS bei den Items zum Wissen	39
Tabelle 11	Defizitäres Wissen (über 25% falsche Antworten) bei den Patientengruppen mit und ohne DFS	40
Tabelle 12	Gutes Wissen (über 75% richtige Antworten) bei den Patientengruppen mit und ohne DFS	40
Tabelle 13	Unterschiede hinsichtlich der wahrgenommenen Barrieren bei Patienten mit und ohne DFS	42
Tabelle 14	Unterschiede hinsichtlich des leitliniengerechteren Fußpflegeverhaltens der Patientengruppe mit und ohne DFS bei den Items zu Verhalten	44
Tabelle 15	Korrelationen zwischen Wissen, Barrieren und Verhalten (Pearson-Koeffizienten)	47
Tabelle 16	Ergebnisse der Regression des Verhaltens mit Wissen und Barrieren	47
Tabelle 17	Zweifaktorielle Varianzanalyse für den Einfluss des Wissens und der Barrieren auf das Verhalten ohne und mit Hinzunahme von Kovariaten	48
Tabelle 18	Zweifaktorielle Varianzanalyse für den Einfluss des Wissens und der Altersgruppen auf das Verhalten ohne und mit Hinzunahme von Kovariaten	49
Tabelle 19	Zweifaktorielle Varianzanalyse für den Einfluss des Wissens und des Geschlechts auf das Verhalten ohne und mit Hinzunahme von Kovariaten	50
Tabelle 20	Zweifaktorielle Varianzanalyse für den Einfluss des Wissens und des Schulabschlusses auf das Verhalten ohne und mit Hinzunahme von Kovariaten	51
Tabelle 21	Zweifaktorielle Varianzanalyse für den Einfluss des Wissens und der Diabetesdauer auf das Verhalten ohne und mit Hinzunahme von Kovariaten	52
Tabelle 22	Einfaktorielle Varianzanalyse für den Einfluss des Wissens auf das Verhalten	54
Tabelle 23	Zweifaktorielle Varianzanalyse für den Einfluss des Wissens und der Barrieren auf das Verhalten in den Patientengruppen mit und ohne DFS	54
Tabelle 24	Zweifaktorielle Varianzanalyse für den Einfluss des Wissens und der Barrieren auf das Verhalten in den Patientengruppen mit und ohne DFS unter der Hinzunahme von Kovariaten	55

Abbildungsverzeichnis

Abbildung 1	Analyseplan	19
Abbildung 2	Mittelwertvergleich zum Wissen nach objektivem DFS-Status	39
Abbildung 3	Mittelwertvergleich für die wahrgenommenen Barrieren nach DFS-Status	41
Abbildung 4	Mittelwertvergleich zum Verhalten nach DFS-Status	43
Abbildung 5	Zusammenhänge zwischen Wissen und Verhalten für Patienten mit (a) und ohne (b) DFS	46
Abbildung 6	Einfluss des Wissens auf das Verhalten nach wahrgenommenen Barrieren a) ohne Kovariaten und b) mit den Kovariaten Alter, Geschlecht, DFS-Status, Schulabschluss und Diabetesdauer	48
Abbildung 7	Einfluss des Wissens auf das Verhalten nach dichotomisierten Altersgruppen mit Kovariaten Geschlecht, DFS-Status, Schulabschluss und Diabetesdauer	49
Abbildung 8	Einfluss des Wissens auf das Verhalten nach Geschlecht mit Kovariaten Alter, DFS-Status, Schulabschluss und Diabetesdauer	50
Abbildung 9	Einfluss des Wissens auf das Verhalten nach Schulabschluss mit Kovariaten Alter, DFS-Status, Geschlecht und Diabetesdauer	51
Abbildung 10	Einfluss des Wissens auf das Verhalten nach Diabetesdauer mit Kovariaten Alter, DFS-Status, Geschlecht und Schulabschluss	52
Abbildung 11	Einfluss des Wissens auf das Verhalten, stratifiziert nach DFS-Status: a) ohne Kovariaten und b) mit Kovariaten Alter, Geschlecht, Schulabschluss und Diabetesdauer	53
Abbildung 12	Einfluss des Wissens auf das Verhalten nach wahrgenommenen Barrieren a) mit DFS und b) ohne DFS mit Kovariaten Alter, Geschlecht, Schulabschluss und Diabetesdauer	55
Abbildung 13	Gewünschte Art der Informationsübermittlung nach DFS-Status	56
Abbildung 14	Das Bedürfnis nach Informationen zum DFS für Patienten mit unterschiedlich stark wahrgenommenen Barrieren	57
Abbildung 15	Das Informationsbedürfnis für Patienten mit keinen, wenigen und vielen wahrgenommenen Barrieren (a) mit DFS und (b) ohne DFS	58
Abbildung 16	Die Chance, kein Informationsbedürfnis zu haben, in Abhängigkeit von den wahrgenommenen Fußpflege-Barrieren	58
Abbildung 17	Informationsbedürfnis der Patienten unter Einfluss des Wissens und der Barrieren	59
Abbildung 18	Informationsbedürfnis der Patienten a) mit und b) ohne DFS unter Einfluss des Wissens und der Barrieren	60

Barbara Kröning
Fußpflege von Patienten mit Diabetes mellitus Typ 2 und diabetischem Fußsyndrom: Eine Querschnittsstudie zur Wissens-Verhaltens-Lücke und zur Rolle von Barrieren

Zusammenfassung

Hintergrund und Fragestellung: Das diabetische Fußsyndrom (DFS) ist eine der häufigsten Komplikationen des Diabetes mellitus. Es ist neben der gesundheitlichen Belastung für die betroffenen Patienten und deren Lebensqualität eine Belastung für das Gesundheitssystem, insbesondere vor dem Hintergrund der steigenden Anzahl von Patienten mit Diabetes. Eine Möglichkeit zur Prävention des DFS ist leitliniengerechtes Fußpflegeverhalten auf Seiten der Patienten. Um die Unterschiede zwischen Patienten mit Typ-2-Diabetes mit und ohne DFS darzustellen zu können, wurde das Wissen bezüglich der leitliniengerechten Fußpflege, die wahrgenommenen Barrieren im Hinblick auf die Gesunderhaltung der Füße sowie das Fußpflegeverhalten untersucht. Dabei waren insbesondere folgende Aspekte von Bedeutung: Existieren Unterschiede im Wissen zur Fußpflege, den wahrgenommenen Barrieren und dem Fußpflegeverhalten zwischen Patienten mit und ohne DFS? Gibt es Zusammenhänge und/oder moderierende Effekte zwischen dem Wissen, den Barrieren und dem Verhalten? Besteht ein Informationsbedürfnis zum Umgang mit diabetischen Füßen und existieren möglicherweise Zusammenhänge zwischen dem Informationsbedürfnis und dem Wissen, den Barrieren und dem Verhalten? Im Fokus der Arbeit standen dabei Unterschiede zwischen den Patientengruppen mit und ohne DFS, um Rückschlüsse auf spezifische Bedarfe und (möglicherweise bisher ungenutzte) präventive Potentiale ziehen zu können.

Material und Methoden: Die Querschnittstudie wurde mittels einer schriftlichen Befragung im Zeitraum von August bis Oktober 2015 in acht diabetologischen Schwerpunktpraxen in Niedersachsen durchgeführt. Dabei wurden im Erhebungszeitraum von jeweils zwei Wochen pro Praxis alle Patienten mit einem Typ-2-Diabetes und einem DFS (Wagner-Klassifikation ≤3) sowie die ersten 50 Patienten mit einem Typ-2-Diabetes ohne DFS eingeschlossen. Ausschlusskriterien waren kognitive und/oder sprachliche Einschränkungen im Hinblick auf die Bearbeitung des Fragebogens. Um das Wissen der Patienten bezüglich der Fußpflege zu erfassen, wurde die Patientenleitlinie zur *Nationalen VersorgungsLeitlinie Typ-2-Diabetes: Präventions- und Behandlungsstrategien für Fußkomplikationen* (1) als Hintergrund für die Generierung der Items verwendet. Eine Studie von van Houtum et al. (2) und die Expertise an der Studie beteiligter Diabetesberaterinnen und Diabetologen bildeten die Grundlage für die Erfassung der wahrgenommenen Barrieren. Das Fußpflegeverhalten wurde mit einer im Rahmen der vorliegenden Studie angefertigten deutschen Version des validierten Nottingham Assessment of Functional Footcare (NAFF) von Lincoln et al. (3) erfasst. Zur statistischen Datenanalyse fanden neben deskriptiven vor allem kreuztabellarische und varianzanalytische Verfahren Anwendung, die alle mit IBM® SPSS® Statistics 23 durchgeführt wurden.

Ergebnisse: Insgesamt konnten 473 Personen in die Analysen einbezogen werden, was einer Teilnahmerate von 77,4% entspricht. Der Anteil der Frauen innerhalb der Studienpopulation lag bei 38,4% (n=178) und ein DFS lag bei 150 Personen vor (31,7%). Im Mittel waren die Teilnehmer 63,8 Jahre alt, wobei die Patienten mit einem DFS im Durchschnitt 65,7 Jahre alt und die Patienten ohne DFS 62,9 Jahre alt waren. Im Vergleich mit den Patienten ohne DFS wiesen die Patienten mit DFS insgesamt ein besseres Fußpflegewissen (u. a. beim Vermeiden des Barfußlaufens und der eigenen Versorgung kleiner Wunden) sowie ein günstigeres Fußpflegeverhalten (u. a. im Bereich der Schuhkontrolle vor und nach dem Anziehen und der Feuchtigkeitspflege der Füße) auf (jeweils $p<.001$). Zugleich nahmen sie mehr Barrieren bezüglich der Gesunderhaltung ihrer Füße wahr ($p=.015$). Diese bezogen sich insbesondere auf die fehlende Wahrnehmung ihrer Füße, die eingeschränkte Mobilität und die Einschränkungen des alltäglichen Lebens durch die Entlastung des betroffenen Fußes. In keiner der beiden Patientengruppen gab es eine signifikante Korrelation zwischen den Barrieren und dem Fußpflegeverhalten. Auch hatten die Barrieren keinen moderierenden Effekt auf den Zusammenhang zwischen Wissen und Verhalten. Das Wissen war in beiden Gruppen mit dem Verhalten assoziiert (mit DFS: r=.409, ohne DFS: r=.245, p≤.001). Varianzanalytische Ergebnisse ergaben, dass der Effekt, dass diejenigen Personen ein leitliniengerechteres Fußpflegeverhalten hatten, die mehr wussten, nach Adjustierung für soziodemografische und diabetesbezogene Variablen lediglich in der Gruppe der Patienten mit DFS signifikant waren. Weiterhin wirkte das Wissen in der Patientengruppe mit DFS sowohl in der Subgruppe mit wenigen wahrgenommenen Barrieren (p=.015) als auch mit mehr Barrieren (p=.004) signifikant auf das Verhalten. Für die Patientengruppe ohne DFS ergaben sich keine entsprechenden Zusammenhänge. Während das Fußpflegeverhalten also mit dem Wissen assoziiert war, gab es hinsichtlich des Informationsbedürfnisses zur Gesunderhaltung der Füße einen Zusammenhang mit den Barrieren. Die Chance, kein Informationsbedürfnis zu haben, war bei Patienten mit ein bis zwei wahrgenommenen Barrieren im Vergleich zu denen mit drei bis neun Barrieren um den Faktor 4,40 erhöht (p<.001). Bei keinen wahrgenommenen Barrieren erhöhte sich die Chance, keinen Informationswunsch zu haben, um den Faktor 6,75 (p<.001).

Diskussion: Zu den Studienlimitationen gehört, dass die Befragten Patienten in Diabetes-Schwerpunktpraxen waren, so dass ihr Wissens- und Fertigkeitsniveau möglicherweise nicht ohne weiteres auf alle Patienten mit Typ-2-Diabetes übertragbar ist. Auch wurde, um einen Vergleich zwischen den Patientengruppen mit und ohne DFS zu ermöglichen, mittels Einschlusskriterien bewusst eine überproportionale Vertretung der Patienten mit DFS generiert. Insgesamt stellt sich das Wissen über die leitliniengerechte Fußpflege bei den Patienten mit und ohne DFS auf einem guten Niveau dar, wobei allerdings vor allem innerhalb der Patientengruppe ohne DFS in Teilbereichen noch Vermittlungsbedarf besteht. Aktuell profitieren hier, hauptsächlich im Bereich des Wissens und Verhaltens, möglicherweise insbesondere Patienten mit DFS von einer intensivierten individuellen Betreuung durch das medizinische Team sowie der eigenen Betroffenheit. Der gefundene Zusammenhang zwischen Wissen und Verhalten deutet auf eine bis zu einem gewissen Grade effektive Wissensvermittlung hin, wobei die Notwendigkeit zu gezielten und gruppenspezifischen Schulungen zur Verbesserung des Wissens und damit zur Prävention des DFS allerdings weiterhin bestehen bleibt. Der Aufruf zu individualisierten Schulungsinhalten ergibt sich insbesondere aus der Assoziation zwischen dem Wissen und Verhalten in der Patientengruppe mit DFS: die Patienten mit DFS scheinen aufgrund der bereits o.g. Aspekte aufmerksamer für Maßnahmen eines günstigeren Fußpflegeverhaltens zu sein, so dass auf Patienten ohne DFS zur DFS-Prävention speziell eingegangen werden sollte. Während schließlich die Barrieren keinen signifikanten Einfluss auf das Verhalten hatten, legt ihre signifikante Assoziation mit dem Informationsbedürfnis zur Fußpflege nahe, dass auch praktische Verhaltenshinweise und Lösungen von Problemen des Alltagstransfers gefordert sind. Weitergehende und vertiefende Forschungen sind an dieser Stelle notwendig.

Schlussfolgerung und Fazit: Während das Fußpflegewissen vor allem durch die Patienten mit DFS in leitliniengerechtes Verhalten umgesetzt wird, ist das Informationsbedürfnis bezüglich der Fußpflege mit der Anzahl wahrgenommener Barrieren assoziiert. Das präventive Potenzial, das leitliniengerechtes Fußpflegeverhalten inhärent ist, sollte durch weitere Studien herausgearbeitet und der steigenden Zahl von Menschen mit Diabetes zugänglich gemacht werden, um die Erreichung des Ziels der Reduktion von Amputationen wegen diabetesbedingter Gangräne um mindestens die Hälfte zu unterstützen.

Barbara Kröning
Foot care by patients with type 2 diabetes and diabetic foot syndrome: A cross-sectional study on the knowledge-behavior-gap and the role of barriers

Abstract

Background and aims. The diabetic foot syndrome (DFS) is one of the most common complications of diabetes mellitus. Besides the health burden to the affected patients and their quality of life, it is also an economic burden to the health care system at large, especially against the background of the increasing number of patients with diabetes. One measure to prevent a DFS is foot self-care behavior by the patients which complies with guidelines. To scrutinize differences between patients with and without a DFS, the present study examines patients' knowledge about foot care behavior according to guidelines, perceived barriers to keeping one's feet healthy, and foot self-care behavior. The following topics are of particular importance: Are there differences in knowledge, perceived barriers and foot self-care behavior between patients with and without a DFS? Are there associations and/or moderating effects between knowledge, barriers, and behavior? It there a need for information on foot self-care, and are there associations between this need for information and knowledge, barriers, and behavior? In these contexts, the study's main focus is on differences between patients with and without a DFS, in order to draw conclusions about (possibly so far unexploited) preventive potentials.

Methods. A cross sectional study design used self-administered questionnaires which were distributed between August and October 2015 to patients in eight diabetes outpatient centers in Lower-Saxony, Germany. During the survey period of two weeks per outpatient center, the first 50 patients with type-2-diabetes without a DFS and all patients with type-2-diabetes and a DFS with a Wagner-classification lower than 4 were included. Verbal-cognitive deficits precluding questionnaire self-administration defined an exclusion criterion. The German DFS guidelines were used as a background to assess patients' knowledge about foot care (1). Perceived barriers were based on a study from van Houtum et al. (2) and the expertise from diabetes advisers and diabetologists. Foot self-care behavior was assessed by the Nottingham Assessment of Functional Footcare (NAFF) as a validated instrument developed by Lincoln et al. (3), and translated into German as part of the present study. Statistical data analysis employed descriptive statistics, cross-tabulations, and analyses of variance using IBM® SPSS® Statistics 23.

Results. Overall, 473 patients were included, representing a response rate of 77.4%. N=178 of the participants were women (38.4%), and N=150 had a DFS (31.7%). On average, patients were 63.8 years of age. Patients with a DFS had a mean age of 65.7 years, and patients without a DFS of 62.9 years. Compared to patients without a DFS, patients with a DFS reported more favorable foot care knowledge (e.g. in relation to not walking around barefoot, and not treating small wounds themselves) and foot self-care behavior than patients without a DFS (e.g. in terms of checking shoes before and after putting them on, and moisturizing cream on one's feet) ($p<.001$ in both cases). At the same time, they perceived more barriers to keeping their feet healthy than patients without a DFS ($p=.015$). These barriers related to missing awareness of their feet, reduced mobility, and daily life limitations to reducing burdens on their feet. An association between perceived barriers and foot self-care behavior was found neither in the patients with a DFS nor the patients without a DFS. Perceived barriers also had no moderating effect on the association between knowledge and behavior. In both groups – with and without a DFS – there was an association between knowledge and behavior (with a DFS: $r=.409$, without a DFS: $r=.245$, $p\leq.001$). As an analysis of variance showed, this effect – i.e. that the more patients know, the better their foot self-care behavior is – was significant only in patients with a DFS after controlling for socio-demographic and diabetes-related factors. Furthermore, in this group of patients, knowledge had a significant influence on behavior both within the subgroup of patients with less perceived barriers (p=.015) and more perceived barriers (p=.004). There was no such association in the patient group without a DFS. At the same time, besides the association between foot self-care behavior and knowledge, there was an association between perceived barriers and having a need for information on how to keep one´s feet healthy. The odds of having no need for information was 4.40 times higher in patients with one or two perceived barriers than in those with three to nine barriers, and 6.75 times higher in patients with no perceived barriers (p<.001).

Discussion. As one of the present study's limitations, the sample of patients was recruited in diabetes outpatient centers, and thus their knowledge and behavioral skills level might not be generalizable to other patients with type-2-diabetes. Also, to enable a comparison between both patient groups, the proportion of patients with a DFS was deliberately disproportionally high. Overall, foot care knowledge consistent with guidelines is high in both groups, while at the same time, particularly patients without a DFS have a need for further information. In this respect, so far patients with a DFS might – especially regarding of knowledge and behavior – benefit from above-average treatment expertise, and by being personally affected by the condition. The association between knowledge and behavior indicates patient education being effective to a certain degree, while there still is a need for tailored and group specific education to impair knowledge and prevent DFS. The call for individualized patient educational curricula results from the association found between knowledge and behavior in patients with a DFS. As mentioned before, these patients might be more sensitive to foot self-care behavior measures, so tailored education may address individual requirements of patients without a DFS better than usual care. Although there is no significant impact of perceived barriers on behavior, the association with need for information on keeping one´s feet healthy suggests providing practical advice regarding behavior and transfer into daily life. In this context, further research is needed to elucidate these associations in more depth.

Conclusion: While knowledge of foot self-care is primary implemented into behavior by patients with a DFS, subjective need for information on keeping one´s feet healthy is associated with the number of perceived barriers. The inherent preventive potential of foot self-care behavior in compliance with the guidelines should be developed further in future studies and made available to the increasing number of patients with diabetes in order to achieve the goal to at least bisect amputation rates attributable to diabetic gangrenes.

Literaturverzeichnis

(1) Bundesärztekammer (BÄK), Kassenärztliche Bundesvereinigung (KBV), Arbeitsgemeinschaft der Wissenschaftlichen Medizinischen Fachgesellschaften (AWMF). Praxishilfe "Risikofaktoren für das Entstehen von Fußläsionen" entnommen aus der Leitlinie "NVL Typ-2-Diabetes, Präventions- und Behandlungsstrategien für Fußkomplikationen" (Stand 12/2008). Verfügbar unter: http://www.leitlinien.de/mdb/downloads /nvl/diabetes-mellitus/ph/fuss-uet3.pdf. Letzter Zugriff: 21.01.2015.

(2) van Houtum WH. Barriers to implementing foot care. Diabetes Metab Res Rev 2012;28(Suppl 1):112-115.

(3) Lincoln NB, Jeffcoate WJ, Ince P, Smith M, Radford KA. Validation of a new measure of protective footcare behaviour: the Nottingham Assessment of Functional Footcare (NAFF). Pract Diab Int 2007;24(4):207-211.

(4) Kerner W, Brückel J. Definition, Klassifikation und Diagnostik des Diabetes mellitus. Diabetologie 2015;10(Suppl 2):98-101.

(5) Rathmann W, Scheidt-Nave C, Roden M, Herder C. Type 2 diabetes: prevalence and relevance of genetic and acquired factors for its prediction. Dtsch Arztebl Int 2013;110(19):331-337.

(6) Heidemann C, Du Y, Scheidt-Nave C. Diabetes mellitus in Deutschland. GBE kompakt 2001;2(3):1-5.

(7) Petrak F, Herpertz S (Hrsg). Psychodiabetologie. Berlin, Heidelberg: Springer; 2013. S.31-48.

(8) Hien P, Claudi-Böhm S, Böhm B (Hrsg.). Diabetes 1x1: Diagnostik, Therapie, Verlaufskontrolle. 2. Auflage. Berlin, Heidelberg: Springer; 2014. S.17-22.

(9) Robert Koch-Institut (Hrsg). Prävalenz von Diabetes mellitus. Faktenblatt zu DEGS1: Studie zur Gesundheit Erwachsener in Deutschland (2008 – 2011). Berlin: Robert Koch-Institut; 2016.

(10) Alavi A, Sibbald RG, Mayer D, Goodman L, Botros M, Armstrong DG, Woo K, Boeni T, Avello EA, Kirsner RS. Diabetic foot ulcers: Part I. Pathophysiology and prevention. J Am Acad Dermatol 2014;70(1):1.e1-e18; quiz 19-20.

(11) Robert Koch-Institut (Hrsg). Gesundheit in Deutschland. Gesundheitsberichterstattung des Bundes. Robert-Koch-Institut und Destatis; Berlin; 2015.

(12) Bundesärztekammer (BÄK), Kassenärztliche Bundesvereinigung (KBV), Arbeitsgemeinschaft der Wissenschaftlichen Medizinischen Fachgesellschaften (AWMF). Nationale VersorgungsLeitlinie Typ-2-Diabetes - Präventions- und Behandlungsstrategien für Fußkompliaktionen (Langfassung) . Version 2.8: 02/2010; Verfügbar unter: http://www.leitlinien.de/mdb/downloads/nvl/diabetes-mellitus/dm-fusskomplikationen-vers2.8-lang.pdf. Letzter Zugriff: 20.01.2017.

(13) Heidemann C, Du Y, Schubert I, Rathmann W, Scheidt-Nave C. Prävalenz und zeitliche Entwicklung des Diabetes mellitus. Bundesgesundheitsbl 2013;(56):668-677.

(14) Tamayo T, Brinks R, Hoyer A, Kuß O, Rathmann W. The prevalence and incidence of diabetes in Germany - an analysis of statutory health insurance data on 65 million individuals from the year 2009 and 2010. Dtsch Arztebl Int 2016;113(11):177-182.

(15) Deutsches Zentrum für Diabetesforschung. Zahlen. Verfügbar unter: http://www.dzd-ev.de/themen/diabetes-die-krankheit/zahlen/index.html. Letzter Zugriff 21.01.2015.

(16) Petrak F, Herpertz S (Hrsg). Psychodiabetologie. Berlin, Heidelberg: Springer-Verlag; 2013. S.19-29.

(17) Köster I, Schubert I, Huppertz E. Fortschreibung der KoDiM-Studie: Kosten des Diabetes mellitus 2000-2009. Dtsch Med Wochenschr 2012; 137(19):1013-1016.

(18) Huppertz E, Köster I, Hauner H, Schubert I. Ergebnisse der KoDiM-Studie 2010 - Diabetes: Häufigkeit und Kosten der Grunderkrankung, von Komplikationen und Begleiterkrankungen [Abstract]. Diabetologie und Stoffwechsel 2014;9(Suppl 1):P147.

(19) Diabetesfürsorge und -forschung in Europa: Die St. Vincent-Deklaration (1989). Verfügbar unter: http://www.oedg.org/pdf/StVincent _Declaration_dt.pdf. Letzter Zugriff 23.01.2017.

(20) WHO. Use of glycated haemoglobin (HbA1c) in the diagnosis of diabetes mellitus. Abbreviated Report of a WHO Consultation. Geneva; WHO: 2011. Verfügbar unter: http://www.who.int/diabetes/publications/report-hba1c_2011.pdf. Letzter Zugriff: 23.01.2017.

(21) Landgraf R, Kellerer M, Fach E, Gallwitz B, Hamann A, Joost HG, Klein HH, Müller-Wieland D, Nauck MA, Reuter HM, Schreiber S, Siegel E, Matthaei S. Praxisempfehlungen DDG/DGIM - Therapie des Typ-2-Diabetes. Diabetologie 2015;10(Suppl 2):140-151.

(22) Brandl R, Stiegler H. Das diabetische Fußsyndrom - Pathogenese, Diagnostik, Therapie und Prävention. Dtsch Med Wochenschr 2015; 140(8):593-602.

(23) Orsted HL, Searles GE, Trowell H, Shapera L, Miller P, Rahman J. Best practice recommendations for the prevention, diagnosis, and treatment of diabetic foot ulcers: update 2006. Adv Skin Wound Care 2007;20(12):655-669; quiz 670-671.

(24) Neufang-Sahr A, Scherbaum W. Das diabetische Fußsyndrom - Kurzinformation. 08/2001; Verfügbar unter: http://www.diabetes-deutschland.de/archiv/1531.htm. Letzter Zugriff: 22.01.2015.

(25) Ziegler D, Keller J, Maier C, Pannek J. Diabetische Neuropathie. Diabetologie 2015;10(Suppl 2): 102-112.

(26) Neufang-Sahr A, Scherbaum W. Was ist das diabetische Fußsyndrom (DFS)? - Definition. 08/2001; Verfügbar unter: http://www.diabetes-deutschland.de/archiv/1526.htm. Letzter Zugriff: 22.01.2015.

(27) Lobmann R. Neuropathie und diabetisches Fußsyndrom. Internist 2015;56(5):503-512.

(28) Deutsche Diabetes Gesellschaft (DDG) (Hrsg). Folgeerkrankungen bei Diabetes mellitus (PocketGuideline 3/6). 3. Auflage. Grünwald: Björn Bruckmeier; 2015.

(29) Boulton AJM. The diabetic foot. Medicine 2014;43(1):33-37.

(30) Deutsches Institut für Medizinische Dokumentation und Information (DIMDI). Worin besteht der Unterschied zwischen einer Ulzeration und einer Gangrän bei peripherer arterieller Verschlusskrankheit der Extremitäten (pAVK) im Sinne der Kodes I70.2- ? (FAQ Nr. 1014); 2014. Verfügbar

unter: https://www.dimdi.de/static/de/klassi/faq/icd-10/icd-10-gm/faq_1014.htm. Letzter Zugriff: 23.01.2017.

(31) Mehnert H. Ein halbes Jahrhundert Diabetologie: Das diabetische Fußsyndrom - eine Herausforderung. Diabetologie 2014;9(3):210-212.

(32) Lazaro-Martinez JL, Aragon-Sanchez J, Alvaro-Afonso FJ, Garcia-Morales E, Garcia-Alvarez Y, Molines-Barroso RJ. The best way to reduce reulcerations: if you understand biomechanics of the diabetic foot, you can do it. Int J Low Extrem Wounds 2014;13(4):294-319.

(33) Struller F, Horvarth P, Königsrainer A, Beckert S. Das diabetische Fußsyndrom. Allgemein- und Viszeralchirugie up2date 2015;9(4):249-264.

(34) Deutsche Diabetes-Hilfe (Hrsg). Deutscher Gesundheitsbericht Diabetes 2015 - Die Bestandsaufnahme. Mainz: Kirchheim; 2015.

(35) Deutsche Gesellschaft für Wundheilung und Wundbehandlung e.V. S3-Leitlinie 091-001: Lokaltherapie chronischer Wunden bei Patienten mit den Risiken periphere arterielle Verschlusskrankheit, Diabetes mellitus, chronische venöse Insuffizienz. Version 06/2012. Verfügbar unter: http://www.awmf.org/uploads/tx_szleitlinien/091-001l_S3_Lokaltherapie_chronischer_Wun den _2012-06.pdf. Letzter Zugriff: 21.01.2015.

(36) Heyer K, Debus E, Mayerhoff L, Augustin M. Prevalence and regional distribution of lower limb amputations from 2006 to 2012 in Germany: a population based study. Eur J Vasc Endovasc Surg 2015;50(6):761-766.

(37) Dresing K. Diabetisches Fußsyndrom. Oper Orthop Traumatol 2016;28(5):321-322.

(38) Malyar NM, Freisinger E, Meyborg M, Luders F, Gebauer K, Reinecke H, Lawall H. Amputations and mortality in in-hospital treated patients with peripheral artery disease and diabetic foot syndrome. J Diabetes Complications 2016;30(6):1117-1122.

(39) Hochlenert D, Engels G, Morbach S. Einleitung. In: Hochlenert D, Engels G, Morbach S (Hrsg). Das diabetische Fußsyndrom - Über die Entität zur Therapie. Berlin, Heidelberg: Springer; 2014. S. 2-10.

(40) Rümenapf G, Lang W, Morbach S. Minoramputationen bei diabetischem Fußsyndrom. Orthopäde 2009;38(12):1160-1170.

(41) Fuchs S, Henschke C, Blümel M, Busse R. Disease management programs for type 2 diabetes in Germany: a systematic literature review evaluating effectiveness. Dtsch Arztebl Int 2014;111(26):453-463.

(42) Scherbaum WA, Haak T (Hrsg). Diagnostik, Therapie, Verlaufskontrolle und Prävention des diabetischen Fußsyndroms (Evidenzbasierte Leitlinie der Deutschen Diabetes-Gesellschaft). 2. Auflage. Deutsche Diabetes-Gesellschaft; 2008. Verfügbar unter: http://www.deutsche-diabetesgesellschaft.de/fileadmin/Redakteur/Leitlinien/Evidenzbasierte_Leitlinien/EBL_Fusssyndrom_Update _2008.pdf. Letzter Zugriff: 23.01.2017

(43) Alavi A, Sibbald RG, Mayer D, Goodman L, Botros M, Armstrong DG, Woo K, Boeni T, Avello EA, Kirsner RS. Diabetic foot ulcers: Part II. Management. J Am Acad Dermatol 2014;70(1):21. e1-e24; quiz 45-46.

(44) Tanudjaja T, Spraul M. Update zum diabetischen Fußsyndrom. Diabetologe 2015;11(4):309-319.

(45) Bader M, Alavi A. Management of hospitalized patients with diabetic foot infections. Hosp Pract 2014;42(4):111-125.

(46) Bravo-Molina A, Linares-Palomino JP, Lozano-Alonso S, Asensio-Garcia R, Ros-Die E, Hernandez-Quero J. Influence of wound scores and microbiology on the outcome of the diabetic foot syndrome. J Diabetes Complications 2016;30(2):329-334.

(47) Hartemann-Heurtier A, Robert J, Jacqueminet S, Ha Van G, Golmard JL, Jarlier V, Grimaldi A. Diabetic foot ulcer and multidrug-resistant organisms: risk factors and impact. Diabet Med 2004;21(7):710-715.

(48) Mulder G, Tenehaus M, D´Souza GF. Reduction of diabetic foot ulcer healing times through use of advanced treatment modalities. Int J Low Extrem Wounds 2014;13(4):335-346.

(49) Mehnert H. Ein halbes Jahrhundert Diabetologie - Fakten und Erkenntnisse: Unumstrittenes in der Diabetologie. Diabetologie 2015;10(5):272-274.

(50) Rüttermann M, Maier-Hasselmann A, Nink-Grebe B, Burckhardt M. Local treatment of chronic wounds: in patients with peripheral vascular disease, chronic venous insufficiency, and diabetes. Dtsch Arztebl Int 2013;110(3):25-31.

(51) Augustin M. Lebensqualität und Therapienutzen gehören zusammen. HealthCare Journal 2012;(2):18-21.

(52) Kulzer B, Lüthgens B, Landgraf R, Hermanns N. Diabetesbezogene Belastungen, Wohlbefinden und Einstellungen von Menschen mit Diabetes. Deutsche Ergebnisse der DAWN2^{TM}-Studie. Diabetologe 2015;11(3):211-218.

(53) De Groot M, Hill Golden S, Wagner J. Psychological conditions in adults with diabetes. Am Psychol 2016;71(7):552-562.

(54) Bundesärztekammer, Kassenärztliche Bundesvereinigung und Arbeitsgemeinschaft der Wissenschaftlichen Medizinischen Fachgesellschaften. S3-Leitlinie, Nationale VersorgungsLeitlinie: Therapie des Typ-2-Diabetes (Langfassung). Version 4 08/2013; Verfügbar unter: http://www.awmf.org/uploads/tx_szleitlinien/ nvl-001gl_S3_Typ-2-Diabetes-Therapie_2014-11.pdf. Letzter Zugriff: 21.01.2015.

(55) Reinauer H, Scherbaum WA. Neuer Referenzstandard für HbA1c. Dtsch Ärztebl 2009;106(17): A805-A806.

(56) Hien P, Böhm B, Claudi-Böhm S, Krämer C, Kohlhas K (Hrsg). Diabetes-Handbuch. 7. Auflage. Berlin Heidelberg: Springer; 2013. S. 9-11.

(57) Bundesärztekammer (BÄK), Kassenärztliche Bundesvereinigung (KBV), Arbeitsgemeinschaft der Wissenschaftlichen Medizinischen Fachgesellschaften (AWMF). Nationale VersorgungsLeitlinie Diabetes – Strukturierte Schulungsprogramme – Langfassung, 1. Auflage. Version 4. 2012. 2016; Verfügbar unter: http://www.leitlinien.de/mdb/downloads/nvl/diabetes-mellitus/dm-schulungsprogramme-1aufl-vers4-lang.pdf. Letzter Zugriff: 23.01.2017.

(58) Bundeszentrale für gesundheitliche Aufklärung (BZgA) (Hrsg). Alte Menschen - Expertise zur Lebenslage von Menschen im Alter zwischen 65 und 80 Jahren. 2. Auflage. Köln: BZgA; 2013.

(59) Stauber G, Patscheider R, Beine I. Diabetes und tägliche Hautpflege. Ars Medici 2012;102(9):445-448.

(60) Bundesärztekammer (BÄK), Kassenärztliche Bundesvereinigung (KBV), Arbeitsgemeinschaft der Wissenschaftlichen Medizinischen Fachgesellschaften (AWMF). Nationale VersorgungsLeitlinie Diabetes – Strukturierte Schulungsprogramme – Kurzfassung. 4. Version. 2013; Verfügbar unter: http://www.leitlinien.de/mdb/downloads/nvl/diabetes-mellitus/dm-schulungsprogramme-1aufl-vers4-kurz.pdf. Letzter Zugriff: 23.01.2017.

(61) Laxy M, Stark R, Meisinger C, Kirchberger I, Heier M, von Scheidt W, Holle R. The effectiveness of German disease management programs (DMPs) in patients with type 2 diabetes mellitus and coronary heart disease: results from an observational longitudinal study. Diabetol Metab Syndr 2015;(7):77

(62) Laxy M, Mielck A, Hunger M, Schunk M, Meisinger C, Ruckert IM, Rathmann W, Holle R. The association between patient-reported self-management behavior, intermediate clinical outcomes, and mortality in patients with type 2 diabetes: results from the KORA-A study. Diabetes Care 2014;37(6):1604-1612.

(63) Sämann A, Tajiyeva O, Muller N, Tschauner T, Hoyer H, Wolf G, Müller UA. Prevalence of the diabetic foot syndrome at the primary care level in Germany: a cross-sectional study. Diabet Med 2008;25(5):557-563.

(64) Hunter CM. Understanding diabetes and the role of psychology in its prevention and treatment. Am Psychol 2016;71(7):515-525.

(65) Rogers EM. Diffusion of innovation. 5. Auflage. New York: Free press; 2003.

(66) Kaufmännische Krankenkasse. Schutz, Pflege und Kontrolle Ihrer Füße. Verfügbar unter: https://www.kkh.de/content/dam/KKH/PDFs/Allgemein/Diabetisches%20Fußsyndrom.pdf. Letzter Zugriff: 23.01.2017.

(67) Nottingham Assessment of Functional Footcare Revised 2015. Verfügbar unter: http://www.nottingham.ac.uk/medicine/documents/publishedassessments/naff29withcodes.pdf. Letzter Zugriff: 23.01.2017.

(68) Bartolo P, Mizzi S, Formosa C. An evaluation of foot care behaviours in individuals with type 2 diabetes living in Malta. Journal of Diabetes Nursing 2013;17(2):72-77.

(69) Nather A, Siok Bee C, Keng Lin W, Qi Odelia KS, Yiong Huak C, Xinyi L, Nambiar A. Socioeconomic profile of diabetic patients with and without foot problems. Diabet Foot Ankle 2010;1:10.3402/dfa.v1i0.5523.

(70) Longtin Y, Sax H, Allegranzi B, Hugonnet S, Pittet D. Patients' beliefs and perceptions of their participation to increase healthcare worker compliance with hand hygiene. Infect Control Hosp Epidemiol 2009;30(9):830-839.

(71) Lampert T, Kroll LE, Müters S, Stolzenberg H. Messung des sozioökonomischen Status in der Studie „Gesundheit in Deutschland aktuell" (GEDA). Bundesgesundheitsbl 2013(56):131-143.

(72) Bortz J, Schuster C. Statistik für Human- und Sozialwissenschaftler. 7. Auflage. Berlin, Heidelberg: Springer; 2010.

(73) Dean AG SM. OpenEpi: Open Source Epidemiologic Statistics for Public Health. Version 7, 2013. Verfügbar unter: http://www.openepi.com/TwobyTwo/TwobyTwo.htm. Letzter Zugriff: 23.01.2017.

(74) Kornbrot D. Point biseral correlation. Wiley StatsRef: Statistics Reference Online 2014. Verfügbar unter: http://onlinelibrary.wiley.com/doi/10.1002/9781118445112.stat06227/pdf. Letzter Zugriff: 23.01.2017.

(75) diabetesDE (Hrsg). Deutscher Gesundheitsbericht Diabetes 2011. Mainz: Kirchheim; 2011.

(76) Pscherer S, Dippel FW, Lauterbach S, Kostev K. Amputation rate and risk factors in type 2 patients with diabetic foot syndrome under real-life conditions in Germany. Prim Care Diabetes 2012;6(3):241-246.

(77) Bohn B, Schöfl C, Zimmer V, Hummel M, Heise N, Siegel E, Karges W, Riedl M, Holl RW; DPV-Initiative. Unterschiede zwischen Typ 2 Diabetes Patienten mit und ohne Diabetisches Fußsyndrom: Eine multizentrische DPV-Analyse von 188.410 Patienten aus den letzten 10 Jahren [Abstract]. Diabetologie 2016;11(S1):P192.

(78) Ren M, Yang C, Lin DZ, Xiao HS, Mai LF, Guo YC, Yan L. Effect of intensive nursing education on the prevention of diabetic foot ulceration among patients with high-risk diabetic foot: a follow-up analysis. Diabetes Technol Ther 2014;16(9):576-581.

(79) Mills JL Sr, Conte MS, Armstrong DG, Pomposelli FB, Schanzer A, Sidawy AN, Andros G; Society for Vascular Surgery Lower Extremity Guidelines Committee. The Society for Vascular Surgery Lower Extremity Threatened Limb Classification System: risk stratification based on wound, ischemia, and foot infection (WIfI). J Vasc Surg 2014;59(1):220-34. e1-2.

(80) Morbach S, Müller E, Reike H, Risse A, Rümenapf G, Spraul M. Diabetisches Fußsyndrom. Diabetologie 2014;9(Suppl S2):169-177.

(81) Risse A, Holl RW, Fach EM, Hungele A; DPV Studiengruppe und BMBF-Kompetenznetz Diabetes, Dortmund, Ulm, Rosenheim. Häufigkeit und Schwere des Diabetischen Fuß - Syndroms (DFS) bei 120293 Menschen mit Typ 1- oder Typ 2 Diabetes mellitus: Eine multizentrische Auswertung des DPV-Datensatzes 2005-2010. Verfügbar unter: http://www.md-institute.com/cms/ressorts/diabetisches-fusssyndrom/Haeufigkeit-und-Schwere-des-Diabetischen-Fuss-Syndroms-DFS.pdf. Letzter Zugriff 23.01.2017.

(82) Morbach S, Furchert H, Groblinghoff U, Hoffmeier H, Kersten K, Klauke GT, Klemp U, Roden T, Icks A, Haastert B, Rümenapf G, Abbas ZG, Bharara M, Armstrong DG. Long-term prognosis of diabetic foot patients and their limbs: amputation and death over the course of a decade. Diabetes Care 2012;35(10):2021-2027.

(83) Moura Neto A, Zantut-Wittmann DE, Fernandes TD, Nery M, Parisi MC. Risk factors for ulceration and amputation in diabetic foot: study in a cohort of 496 patients. Endocrine 2013;44(1):119-124.

(84) Jecht M, Hochlehnert D, Engels G, Morbach S, Trocha AK, Risse A. Charakteristika von Menschen mit einem diabetischemn Fußsyndrom. Diabetologe 2015;11(2):138-143.

(85) Lobmann R. Das diabetische Fußsyndrom. J Klin Endokrinol Stoffw 2013;6(2):23-28.

(86) Varlemann H, Feucht I, Frank N. Diabetes mellitus und Ernährung im Alter. Diabetologe 2015;11(3):194-201.

(87) Statistisches Bundesamt (Hrsg). Statistisches Jahrbuch: Deutschland und Internationales 2016. Wiesbaden; Statistisches Bundesamt: 2016.

(88) Senussi M, Lincoln N, Jeffcoate W, Thomas D. Psychometric properties of the Nottingham Assessment of Functional Footcare (NAFF). International Journal of Therapy & Rehabilitation 2011;18(6):330.

(89) Davies M. Psychological aspects of diabetes management. Medicine 2014;43(1):57-59.

(90) diabetesDE - Deutsche Diabetes-Hilfe und Deutsche Diabetes Gesellschaft (DDG) (Hrsg). Deutscher Gesundheitsbericht Diabetes 2016 - Die Bestandsaufnahme. Mainz: Kirchheim; 2016.

(91) De Vries U, Petermann F. Patientenschulung in der medizinischen Rehabilitation. Phys Med Rehab Kuror 2015;25(6):293-301.

(92) Reichardt C, Gastmeier P. "Patient Empowerment". Radiopraxis 2013;6(4):223-230.

(93) McGuckin M, Govednik J. Patient empowerment begins with knowledge: consumer perceptions and knowledge sources for hand hygiene compliance rates. Am J Infect Control 2014;42(10):1106-1108.

(94) von Lengerke T, Kröning B, Lange K; Lower Saxon Diabetes Outpatient Centres Study Group. Patients' intention to speak up for health care providers' hand hygiene in inpatient diabetic foot wound treatment: a cross-sectional survey in diabetes outpatient centres in Lower Saxony, Germany. Psychol Health Med 2016 Dec 21 [Epub ahead of print]. doi: 10.1080/13548506.2016

(95) Higgins ST. Behavior change, health, and health disparities: an introduction. Prev Med 2014;68:1-4.

(96) Schwarzer R, Lippke S, Luszczynska A. Mechanisms of health behavior change in persons with chronic illness or disability: the Health Action Process Approach (HAPA). Rehabil Psychol 2011;56(3):161-170.

(97) Schlicht W, Zinsmeister M. Gesundheitsförderung systematisch planen und effektiv intervenieren. Berlin, Heidelberg: Springer; 2015.

(98) Kulzer B. Verhaltensmedizin des Typ-2-Diabetes. Dissertation Universität Bamberg; Bad Mergentheim: 2003. Verfügbar unter: http://www.ub.uni-bamberg.de/elib/volltexte/2004/12/ Gesamtk.pdf. Letzter Zugriff: 23.01.2017

(99) Kulzer B. Psychologische Aspekte bei Typ-2-Diabetes-Probleme der Therapiemotivation. Diabetes aktuell 2007;5(1):26-32.

(100) Raspovic KM, Wukich DK. Self-reported quality of life and diabetic foot infections. J Foot Ankle Surg 2014;53(6):716-719.

(101) Davis WA, Zilkens RR, Starkstein SE, Davis TM, Bruce DG. Dementia onset, incidence and risk in type 2 diabetes: a matched cohort study with the Fremantle Diabetes Study Phase I. Diabetologia 2017:60(1);89-97.

(102) Ryan CM, van Duinkerken E, Rosano C. Neurocognitive consequences of diabetes. Am Psychol 2016;71(7):563-576.

(103) Mattishent K, Loke Y. Bi-directional interaction between hypoglycaemia and cognitive impairment in elderly patients treated with glucose-lowering agents: a systematic review and meta-analysis. Diabetes Obes Metab 2016;18(2):135-141.

(104) Marseglia A, Xu W, Rizzuto D, Ferrari C, Whisstock C, Brocco E, Fratiglioni L, Crepaldi G, Maggi S. Cognitive functioning among patients with diabetic foot. J Diabetes Complications 2014;28(6):863-868.

(105) Abdelhafiz AH, Sinclair AJ. Diabetes in the elderly. Medicine 2014;43(1):48-50.

(106) Petrak F, Herpertz S (Hrsg). Psychodiabetologie. Berlin, Heidelberg: Springer; 2013. S. 61-72.

(107) Zeyfang A, Bahrmann A, Wernecke J. Diabetes mellitus im Alter. Diabetologie 2015;10(Suppl 2): 192-198.

(108) Wernecke J, Gabel M, Lobmann R. Der geriatrische Patient mit diabetischem Fußsyndrom. Diabetologe 2015;11(3):202-210.

(109) Ahmad Sharoni SK, Minhat HS, Mohd Zulkefli NA, Baharom A. Health education programmes to improve foot self-care practices and foot problems among older people with diabetes: a systematic review. Int J Older People Nurs 2016;11(3):214-239.

(110) Wetzels R, Harmsen M, Van Weel C, Grol R, Wensing M. Interventions for improving older patients' involvement in primary care episodes. Cochrane Database Syst Rev 2007;(1):CD004273.

(111) Cochrane LJ, Olson CA, Murray S, Dupuis M, Tooman T, Hayes S. Gaps between knowing and doing: understanding and assessing the barriers to optimal health care. J Contin Educ Health Prof 2007;27(2):94-102.

(112) Seid A, Tsige Y. Knowledge, practice, and barriers of foot care among diabetic patients attending Felege Hiwot Referral Hospital, Bahir Dar, Northwest Ethiopia. Advances in Nursing 2015; 1-9.

(113) Guell C, Unwin N. Barriers to diabetic foot care in a developing country with a high incidence of diabetes related amputations: an exploratory qualitative interview study. BMC Health Serv Res 2015;(15):377.

(114) George H, Rakesh PS, Krishna M, Alex R, Abraham VJ, George K, Prasad JH. Foot care knowledge and practices and the prevalence of peripheral neuropathy among people with diabetes attending a secondary care rural hospital in Southern India. J Family Med Prim Care 2013;2(1):27-32.

(115) Waadt S, Duran G. Praktische verhaltensmedizinische Probleme beim Diabetes mellitus. In Strian F, Hölzl R, Haslbeck M (Hrsg.) Verhaltensmedizin und Diabetes mellitus: Psychobiologische und verhaltenspsychologische Ansätze in Diagnostik und Therapie. Berlin, Heidelberg: Springer; 1988. S. 72-94.

(116) Haak T. Trockene Haut und diabetisches Fußsyndrom. Thieme Praxis Report 2013;5(11):9-11.

(117) Risse A. Das diabetische Fußsyndrom: Ein interdisziplinäres Problem. Hämostaseologie 2007;27(2):117-122.

(118) Risse A. Anthropologische Bedeutung der Polyneuropathien für Patienten und Versorgung. Diabetologe 2006;2(2):125-131.

(119) Petrak F, Herpertz S (Hrsg). Psychodiabetologie. Berlin, Heidelberg: Springer; 2013. S. 119-126.

(120) Müller L. Das Informationsverhalten von Diabetespatienten. Diplomarbeit Technische Universität Ilmenau. diplom.de; 2009. Verfügbar unter: http://www.diplom.de/e-book/226976/das-informationsverhalten-von-diabetespatienten. Letzter Zugriff: 23.01.2017.

(121) Stephan A, Bächle C, Genz J, Jülich F, Chernyak N, Icks A. Informationsbedürfnisse von Patienten mit Diabetes [Abstract]. Palliativmedizin 2014;15(3):V30.

(122) Kiernan C. Inside perspective: the role of the podiatrist in diabetes. 2011. Verfügbar unter: https://www.icgp.ie/assets/73/47CC3BB4-19B9-E185-8398599F2E55FBC2_document/Podiatry_27-28.pdf. Letzter Zugriff: 23.01.2017.

(123) Van Houtum WH. Barriers to the delivery of diabetic foot care. Lancet 2005;366(9498):1678-1679.

(124) Crawford F, Bekker HL, Young M, Sheikh A. General practitioners' and nurses' experiences of using computerised decision support in screening for diabetic foot disease: implementing Scottish Clinical Information - Diabetes Care in routine clinical practice. Inform Prim Care 2010;18(4):259-268.

(125) Sun PC, Jao SH, Lin HD, Chan RC, Chou CL, Wei SH. Improving preventive foot care for diabetic patients participating in group education. J Am Podiatr Med Assoc 2009;99(4):295-300.

(126) Pataky Z, Golay A, Rieker A, Grandjean R, Schiesari L, Vuagnat H. A first evaluation of an educational program for health care providers in a long-term care facility to prevent foot complications. Int J Low Extrem Wounds 2007;6(2):69-75.

(127) Hjelm K, Isacsson Å, Apelqvist J. Healthcare professionals' perceptions of beliefs about health and illness in migrants with diabetes mellitus. Practical Diabetes International 1998;15(8):233-237.

(128) Hjelm K, Apelqvist J. Influence of beliefs about health and illness on self-care and care-seeking in foreign-born people with diabetic foot ulcers: dissimilarities related to origin. J Wound Care 2016;25(11):602-616.

(129) Kofahl C, von dem Knesebeck O, Hollmann J, Mnich E. Diabetesspezifische Gesundheitskompetenz: Was wissen türkschstämmige Menschen mit Diabetes mellitus 2 über ihre Erkrankung? Gesundheitswesen 2013;75(12):803-811.

(130) Gewaltig J. Vergleich der stationären Versorgung des Diabetischen Fußsyndroms von Migranten und Nichtmigranten. Diabetologie 2016;11(4):288-293.

(131) Imhoff AB (Hrsg). Fortbildung Orthopädie. 4. Auflage. Darmstadt: Steinkopff; 2000. S. 139-155.

(132) Navarro-Flores E, Gijon-Nogueron G, Cervera-Marin JA, Labajos-Manzanares MT. Assessment of foot self-care in patients with diabetes: retrospective assessment (2008-2014). Foot Ankle Spec 2015;8(5):406-412.

(133) Nemcova J, Hlinkova E. The efficacy of diabetic foot care education. J Clin Nurs 2014;23(5-6):877-882.

(134) Kafaie P, Noorbala MT, Soheilikhah S, Rashidi M. Evaluation of patients' education on foot self-care status in diabetic patients. Iran Red Crescent Med J 2012;14(12):829-832.

(135) Dorresteijn JA, Kriegsman DM, Assendelft WJ, Valk GD. Patient education for preventing diabetic foot ulceration. Cochrane Database Syst Rev 2014;(12):CD001488.

(136) Price P. How can we improve adherence? Diabetes Metab Res Rev 2016;32(Suppl 1):201-205.

(137) Deml A, Schöning D. Selbstfürsorge fördern durch Partizipative Entscheidungsfindung bei Menschen mit diabetischen Fusserkrankungen. Hallesche Beiträge zu den Gesundheits- und Pflegewissenschaften 2012;11(3):1-17.

(138) Lauterbach S, Kostev K, Becker R. Characteristics of diabetic patients visiting a podiatry practice in Germany. J Wound Care 2010;19(4):140-148.

(139) Kröger K, Moysidis T, Feghaly M, Schafer E, Bufe A; Initiative Chronische Wunden e.V., Germany. Association of diabetic foot care and amputation rates in Germany. Int Wound J 2014;13(5):686-691.

(140) Vendetti E. Behavior change to prevent or delay type 2 diabetes: psychology in action. Am Psychol 2016;71(7):602-613.

(141) Lamchahab FZ, El Kihal N, Khoudri I, Chraibi A, Hassam B, Ait Ourhroui M. Factors influencing the awareness of diabetic foot risks. Ann Phys Rehabil Med 2011;54(6):359-365.

(142) Baba M, Foley L, Davis WA, Davis TME. Self-awareness of foot health status in patients with Type 2 diabetes: the Fremantle Diabetes Study Phase II. Diabet Med 2014;31(11):1439-1445.

(143) Gewohl (red.). Patientenbefragung zur Fußpflege: kaum Problembewusstsein. Info Diabetologie 2010;4(2):75.

(144) Perrin BM, Swerissen H, Payne CB, Skinner TC. Cognitive representations of peripheral neuropathy and self-reported foot-care behaviour of people at high risk of diabetes-related foot complications. Diabet Med 2014;31(1):102-106.

(145) Gonzalez JS, Tanenbaum ML, Commissariat PV. Psychological factors in medication adherence and diabetes self-Management: implications for research and practice. Am Psychol 2016;71(7):539-551.

(146) Natalia de Sá P, Moura JR, de Melo Júnior EB, de Almeida PC, de Macêdo SF, da Silva AR.. [Knowledge, attitudes and practices for the prevention of diabetic foot]. Revista Gaúcha de Enfermagem 2014;35(3):36-42.

(147) Deakin T, McShane CE, Cade JE, Williams RD. Group based training for self-management strategies in people with type 2 diabetes mellitus. Cochrane Database Syst Rev 2005;(2):CD003417.

(148) Sen HM, Sen H, Asik M, Ozkan A, Binnetoglu E, Erbag G, Karaman HI. The importance of education in diabetic foot care of patients with diabetic neuropathy. Exp Clin Endocrinol Diabetes 2014;123(3):178-181.

(149) Weitgasser R, Clodi M, Cvach S, Grafinger P, Lechleitner M, Howorka K, Ludvik B. Diabetesschulung bei Erwachsenen mit Diabetes. Wien Klin Wochenschr 2016;128(2):146-150.

(150) Landgraf R. Diabetisches Fußsyndrom. Diabetologe 2015;11(2):112-113.

(151) Torsello G, Debus S, Meyer F, Grundmann R. Die Gefäßmedizin braucht mehr Evidenz: Aktuelle Ergebnisse und Metaanalysen zur Behandlung des diabetischen Fußes. Zentralbl Chir 2015;140(2):219-227.

(152) Barshes NR, Sigireddi M, Wrobel JS, Mahankali A, Robbins JM, Kougias P, Armstrong DG. The system of care for the diabetic foot: objectives, outcomes, and opportunities. Diabet Foot Ankle 2013;4:10.3402/dfa.v4i0.21847.

(153) Lincoln NB, Radford KA, Game FL, Jeffcoate WJ. Education for secondary prevention of foot ulcers in people with diabetes: a randomised controlled trial. Diabetologia 2008;51(11):1954-1961.

(154) Miller JD, Salloum M, Button A, Giovinco NA, Armstrong DG. How can I maintain my patient with diabetes and history of foot ulcer in remission? Int J Low Extrem Wounds 2014;13(4):371-377.

(155) Petrak F, Herpertz S (Hrsg). Psychodiabetologie. Berlin, Heidelberg: Springer; 2013. S. 251-267.

(156) Liang L. The gap between evidence and practice. Health Aff (Millwood) 2007;26(2):w119-w121.

(157) Ruile G, Schiel R. Die Zukunft der Telemedizin–Ergänzung zur Patientenschulung bei Diabetes. Diabetes aktuell 2013;11(08):348-352.

(158) Clark M. Diabetes self-management education: a review of published studies. Prim Care Diabetes 2008;2(3):113-120.

I. Anhang

I.I Erhebungsinstrument Fragebogen zur Fußstudie[9]

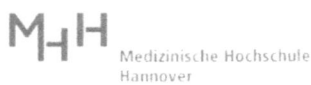
Medizinische Hochschule Hannover

Code____WK__

Wo der Schuh drückt:

Ihre Einstellungen zur Vermeidung von Wunden und Entzündungen an den Füßen

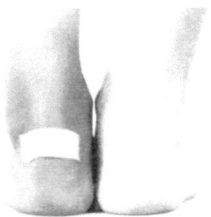

Eine Studie der Medizinischen Hochschule Hannover

Name der Praxis	Forschungs- und Lehreinheit Medizinische Psychologie
Name der Ärzte	Prof. Dr. Karin Lange, PD Dr. Thomas von Lengerke
Straßenname	Carl-Neuberg-Str. 1
PLZ und Ort	30625 Hannover

Studiendurchführung: Barbara Kröning, MPH, Forschungs- und Lehreinheit Medizinische Psychologie, Medizinische Hochschule Hannover, Tel: (0511)532-5899, E-Mail: kroening.barbara@mh-hannover.de

---

[9] Die Items in Teil 3 (Fragen 1 bis 3) sind nicht Teil der vorgelegten Ergebnisse, sondern wurden für eine andere Auswertung erhoben, deren Ergebnisse inzwischen publiziert sind (94) und im Diskussionsteil aufgegriffen werden.

Sehr geehrte Patientin, sehr geehrter Patient,

die Medizinische Hochschule Hannover bittet Sie um Ihre Teilnahme an dieser Befragung zur Vermeidung von Wunden und Entzündungen an den Füßen. Ihre Teilnahme ist natürlich freiwillig, und sollten Sie nicht teilnehmen, hat das selbstverständlich keinerlei Nachteile.

Sie versorgen Ihren diabetischen Fuß auch Zuhause. Wir möchten gerne von Ihnen wissen, was Sie über den Umgang mit einem diabetischen Fuß wissen und wie Sie Ihre Füße versorgen.

Außerdem ist das Thema Hygiene in Ihrer Diabetespraxis sehr wichtig. Das Diabetesteam hält sich an strenge Hygieneregeln, um Sie vor Wundentzündungen zu schützen. Heute möchten wir von Ihnen erfahren, für wie wichtig Sie diese Regeln halten.

Ihre Angaben werden selbstverständlich anonym behandelt und nicht an Dritte weitergegeben. Sie dienen ausschließlich wissenschaftlichen Zwecken. **Mit dem Zurückgeben des ausgefüllten Fragebogens stimmen Sie der Teilnahme an der Studie zu.** Über Ihre Unterstützung würden wir uns sehr freuen.

Sie können nichts falsch machen!

Hinweise zum Ausfüllen des Fragebogens:

Bitte lesen Sie sich alle Fragen genau durch und wählen Sie aus den Antwortmöglichkeiten jeweils diejenige aus, die Ihrer Meinung nach am ehesten zutrifft. Kreuzen Sie dafür bitte das entsprechende „O"-Zeichen an.

Beispiel:

1. Heute finde ich das Wetter schön.

O	O	O	O	✗
Trifft überhaupt nicht zu				Trifft voll und ganz zu

In diesem Beispiel wurde die Antwort „trifft voll und ganz zu" angekreuzt.

Wenn Sie dieses Blatt wenden, beginnt der Fragebogen mit Fragen zu Ihren Erfahrungen zur Vermeidung von Wundentzündungen an den Füßen.

Wir danken Ihnen herzlich für Ihr Mitwirken!

Frau Prof. Dr. Karin Lange, Herr PD Dr. Thomas von Lengerke, und Barbara Kröning
sowie die Ärzte der teilnehmenden Praxis (namentlich genannt)

Teil 1: Was ist richtig oder falsch?

1. Welche Maßnahmen sind Ihres Wissens richtig oder falsch?

Tägliches Reinigen der Füße mit einem Waschlappen	○ Richtig	○ Falsch
Tägliches Ansehen der Füße und der Fußsohlen	○ Richtig	○ Falsch
Tägliches Eincremen der Füße und Beine	○ Richtig	○ Falsch
Keine engen Schuhe tragen	○ Richtig	○ Falsch
Kleine Wunden selbst behandeln	○ Richtig	○ Falsch
Besuch der Fußpflege	○ Richtig	○ Falsch
Entlastung des betroffenen Fußes	○ Richtig	○ Falsch
Täglich ein Fußbad nehmen	○ Richtig	○ Falsch
Regelmäßig die Fußnägel mit einem Nagelknipser kürzen	○ Richtig	○ Falsch
Hornhaut mit einer Hornhautraspel entfernen	○ Richtig	○ Falsch

Tägliches Überprüfen der Schuhe auf Fremdkörper	○ Richtig	○ Falsch
Barfuß laufen	○ Richtig	○ Falsch
Regelmäßige Desinfektion der Füße	○ Richtig	○ Falsch
Bei Veränderungen an den Füßen sofort zum Arzt gehen	○ Richtig	○ Falsch

Teil 2: Was Sie für Ihre Füße tun

1. Untersuchen Sie Ihre Füße?

○ Öfter als einmal täglich	○ Einmal täglich	○ 4-6 Mal in der Woche	○ Einmal in der Woche oder seltener

2. Kontrollieren Sie Ihre Schuhe vor dem Anziehen?

○ Häufig	○ Manchmal	○ Selten	○ Nie

3. Kontrollieren Sie Ihre Schuhe nach dem Ausziehen?

○ Häufig	○ Manchmal	○ Selten	○ Nie

4. Waschen Sie Ihre Füße?

○ Öfter als einmal täglich	○ Einmal täglich	○ An den meisten Tagen der Woche	○ An ein paar Tagen der Woche

5. Kontrollieren Sie, ob Ihre Füße trocken sind, wenn Sie sie gewaschen haben?

○ Häufig   ○ Manchmal   ○ Selten   ○ Nie

6. Trocknen Sie Ihre Füße zwischen den Zehen ab?

○ Immer   ○ Öfters   ○ Manchmal   ○ Selten/Nie

7a. Benutzen Sie eine Feuchtigkeitspflege für Ihre Füße?

○ Täglich   ○ Einmal in der Woche   ○ Einmal im Monat   ○ Nie

7b. Tragen Sie eine Feuchtigkeitspflege zwischen den Zehen auf?

○ Täglich   ○ Einmal in der Woche   ○ Einmal im Monat   ○ Nie

8. Werden Ihre Fußnägel geschnitten?

○ Ungefähr einmal in der Woche   ○ Ungefähr einmal im Monat   ○ Seltener als einmal im Monat   ○ Nie

9. Tragen Sie Sandalen?

○ Meistens   ○ Manchmal   ○ Selten   ○ Nie

10. Tragen Sie Hausschuhe?

○ Meistens   ○ Manchmal   ○ Selten   ○ Nie

11. Tragen Sie Turnschuhe?

○ Meistens   ○ Manchmal   ○ Selten   ○ Nie

5

12. Tragen Sie Schnürschuhe?

○ Meistens   ○ Manchmal   ○ Selten   ○ Nie

13. Tragen Sie spitz zulaufende Schuhe?

○ Meistens   ○ Manchmal   ○ Selten   ○ Nie

14. Tragen Sie Flipflops?

○ Meistens   ○ Manchmal   ○ Selten   ○ Nie

15. Laufen Sie neue Schuhe allmählich ein?

○ Immer   ○ Meistens   ○ Manchmal   ○ Selten/Nie

16. Tragen Sie Mikrofasersocken, zum Beispiel aus Nylon?

○ Meistens   ○ Manchmal   ○ Selten   ○ Nie

17. Tragen Sie nahtlose Socken/Strümpfe/Strumpfhosen?

○ Häufig   ○ Manchmal   ○ Selten   ○ Nie

18. Tragen Sie Schuhe auch ohne Socken/Strümpfe/Strumpfhosen?

○ Nie   ○ Selten   ○ Manchmal   ○ Häufig

19. Wechseln Sie Ihre Socken/Strümpfe/Strumpfhosen?

○ Öfter als einmal täglich   ○ Einmal täglich   ○ 4 - 6 Mal in der Woche   ○ Seltener als 4 Mal in der Woche

20. Laufen Sie barfuß im Haus?

○ Häufig   ○ Manchmal   ○ Selten   ○ Nie

21. Laufen Sie draußen barfuß?

○ Häufig   ○ Manchmal   ○ Selten   ○ Nie

22. Benutzen Sie eine Wärmflasche im Bett?

○ Häufig   ○ Manchmal   ○ Selten   ○ Nie

23. Halten Sie Ihre Füße nah ans Feuer/den Kamin?

○ Häufig   ○ Manchmal   ○ Selten   ○ Nie

24. Legen Sie Ihre Füße auf die Heizung?

○ Häufig   ○ Manchmal   ○ Selten   ○ Nie

25. Benutzen Sie ein Badethermometer?

○ Häufig   ○ Manchmal   ○ Selten   ○ Nie

26. Benutzen Sie Hühneraugenmittel/Hühneraugenpflaster/Hühneraugentinkturen, wenn Sie ein Hühnerauge haben?

○	○	○	○
Nie	Selten	Manchmal	Häufig

27. Legen Sie einen trockenen Verband an, wenn Sie eine Blase haben?

○	○	○	○
Nie	Selten	Manchmal	Häufig

28. Legen Sie einen trockenen Verband an, wenn Sie eine Schürfwunde, eine Schnittwunde oder eine Brandwunde haben?

○	○	○	○
Nie	Selten	Manchmal	Häufig

Teil 3: Was andere für Ihre Füße tun

1. Wie wichtig sind Ihrer Meinung nach folgende Maßnahmen durch die Wundassistenten und Ärzte bei der Behandlung Ihres Fußes?

	Wichtig	Weniger wichtig	Nicht wichtig
a) Hände waschen	○	○	○
b) Hände mit Desinfektionsmittel einreiben	○	○	○
c) Mundschutz tragen	○	○	○
d) Schutzkleidung tragen (z. B. Kittel)	○	○	○
e) Handschuhe tragen	○	○	○

2. Stellen Sie sich bitte vor, Sie sind Patient in einem Krankenhaus und Ihre Fußwunde soll versorgt werden:
Hätten Sie in dieser Situation die Absicht, die Ärzte und Pflegekräfte auf deren Händehygiene anzusprechen?

○   ○   ○   ○   ○
Trifft überhaupt   Trifft voll und
nicht zu   ganz zu

3. Und jetzt stellen Sie sich bitte vor, das Krankenhaus hätte Sie dazu eingeladen, die Ärzte und Pflegekräfte auf deren Händehygiene anzusprechen: Hätten Sie in diesem Fall die Absicht, dies zu tun?

○   ○   ○   ○   ○
Trifft überhaupt   Trifft voll und
nicht zu   ganz zu

Teil 4: Angaben zu Ihrer Person

1. Ihr Geschlecht: Weiblich ○   Männlich ○

2. Wann sind Sie geboren?   Geburtsmonat _ _   Geburtsjahr _ _ _ _

3. Welches ist Ihr höchster Schul- bzw. Hochschulabschluss?

○	○	○	○	○	○
Haupt-/ Volksschule	Mittlere Reife / Realschule	(Fach-)Abitur/ Fachschulreife	(Fach-) Hochschule/ Universität	Sonstiger Abschluss	Kein Abschluss

4. Arbeiten Sie im Gesundheitswesen oder haben Sie jemals dort gearbeitet?

                   ○   ○
                   Ja   Nein

5. Leben Sie mit einem Partner bzw. Ehepartner in einem gemeinsamen Haushalt?

                   ○   ○
                   Ja   Nein

6a. Ich habe Diabetes seit...

○ weniger als 5 Jahren   ○ 5 bis 10 Jahren   ○ 10 bis 15 Jahren   ○ mehr als 15 Jahren

6b. Haben Sie jemals in einer diabetologischen Schwerpunktpraxis an einer Schulung zum Umgang mit dem Diabetes teilgenommen?

○ Ja   ○ Nein

7. Hat Ihr Diabetologe Ihnen jemals mitgeteilt, dass Sie aufgrund des Diabetes Probleme mit den Füßen haben (also ein sogenanntes „diabetisches Fußsyndrom")?

○ Ja   ○ Nein

8. Wenn Sie Probleme mit den Füßen aufgrund des Diabetes haben: Wann wurde bei Ihnen das erste Mal eine Wunde an den Füßen festgestellt?

○ Noch gar nicht   ○ Vor einem bis sechs Monaten   ○ Vor sechs Monaten bis zu einem Jahr   ○ Vor über einem Jahr

9. Würden Sie gerne Informationen darüber erhalten, wie man einen diabetischen Fuß behandeln kann?

○ Ja   ○ Nein

10. Wenn Sie bei Frage 9. „ja" angekreuzt haben: Wie würden Sie diese Informationen gerne erhalten?

a) Als kurzes Merkblatt	○ Ja	○ Nein
b) Als ausführliche Broschüre	○ Ja	○ Nein
c) Als mündliche Information	○ Ja	○ Nein
d) Als Schulung	○ Ja	○ Nein

11. Was macht es Ihnen besonders schwer, auf die Gesundheit Ihrer Füße zu achten?

a) Widersprüchliche Empfehlungen	○ Ja	○ Nein
b) Kein oder ungeeignetes Informationsmaterial	○ Ja	○ Nein
c) Hohe Kosten für geeignete Fußpflegemittel	○ Ja	○ Nein
d) Hohe Kosten für bequeme Schuhe	○ Ja	○ Nein
e) Eingeschränkte/fehlende Wahrnehmung der Füße	○ Ja	○ Nein
f) keine Zeit, um Füße täglich extra zu pflegen	○ Ja	○ Nein
g) keine Zeit, um jede Wunde am Fuß dem Arzt zu zeigen	○ Ja	○ Nein
h) Beeinträchtigungen im alltäglichen Leben, z. B. durch die Entlastung des Fußes	○ Ja	○ Nein
i) Eingeschränkte Beweglichkeit, die die Pflege der Füße erschwert	○ Ja	○ Nein

j) Sonstiges, und zwar: _____

_____

Wir danken Ihnen herzlich für Ihre Teilnahme!

I.II Protokoll zur Erfassung der (Nicht-)Teilnahme

Protokoll

Praxisname					Datum:	
Anzahl der Pat. insg.:						
Einschlusskriterien	Typ 2 ohne DFS			max. 50 Pat.		
	Typ 2 mit DFS Wagner 0-3			alle, die kommen		
	sprachlich und kognitiv fit					
	bereit, teilzunehmen					
Patient	mit	/	ohne DFS	Teilnahme	Nicht-Teilnahme	Gründe
1		/				
2		/				
3		/				
4		/				
5		/				
6		/				
7		/				
8		/				
9		/				
10		/				
11		/				
12		/				
13		/				
14		/				
15		/				
16		/				
17		/				
18		/				
19		/				
20		/				

Verweigerung:
1 = kein Interesse
2 = Zweifel am Nutzen/Sinn der Studie
3 = Misstrauen hinsichtlich Datenschutz
4 = wegen Dauer der Durchführung
5 = wegen Vorbehalt gegenüber Fragebogen
6 = ohne Angabe von Gründe
7 = andere Begründung

Verhinderung
8 = Zeitmangel

Wo der Schuh drückt
Barbara Kröning
Telefonnummer
kroening.Barbara@mh-hannover.de